歯を治療するというのは、
噛み合わせを変えるのではなくて、
「場」の波動が正常化するまで歯の固有波動を変えるのです。
だから、たくさん削るとか、そういうものではありません。
それこそ１秒で終わる場合もあります。
場の波動が変わったら終わりです。

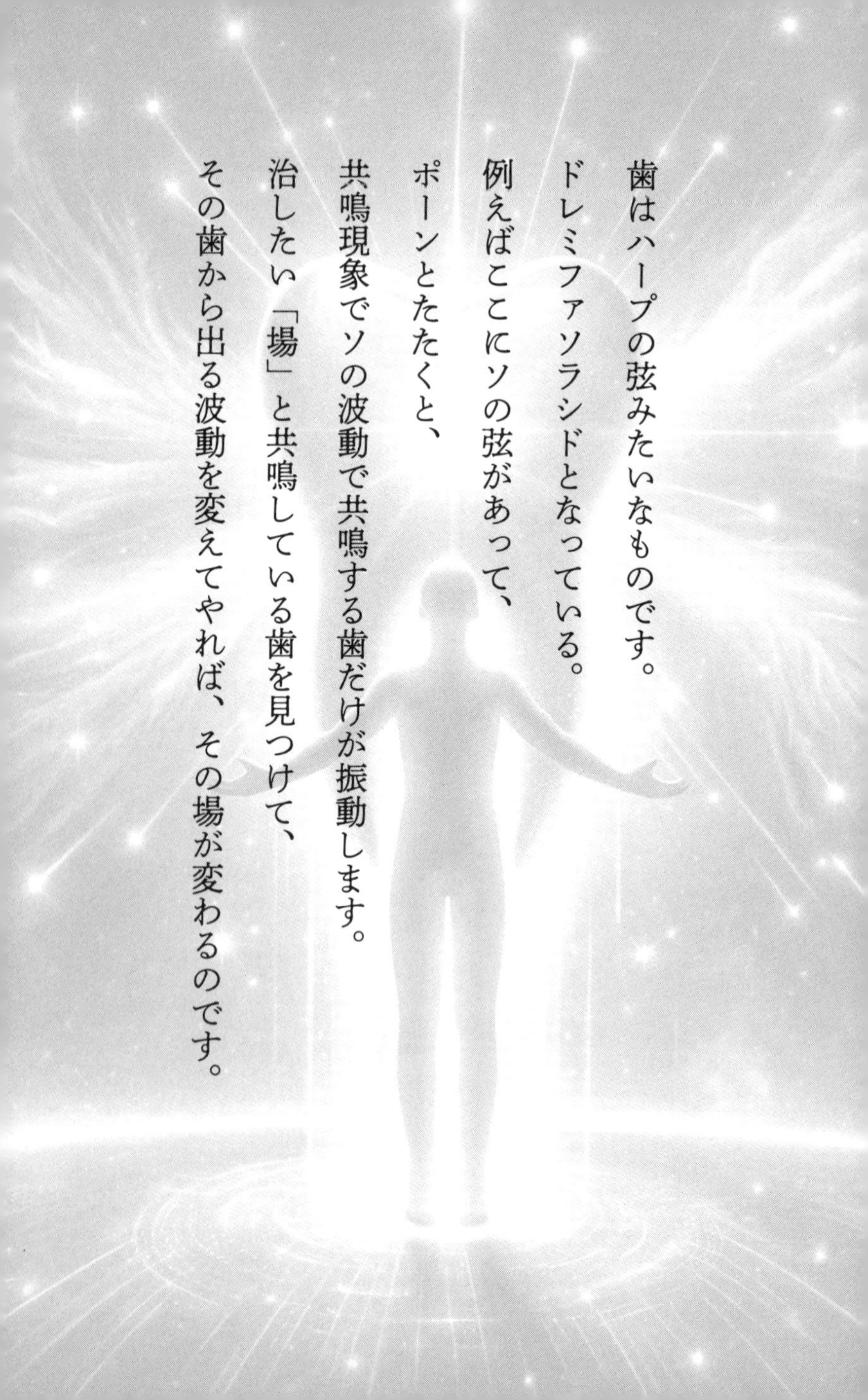

歯はハープの弦みたいなものです。
ドレミファソラシドとなっている。
例えばここにソの弦があって、
ポーンとたたくと、
共鳴現象でソの波動で共鳴する歯だけが振動します。
治したい「場」と共鳴している歯を見つけて、
その歯から出る波動を変えてやれば、その場が変わるのです。

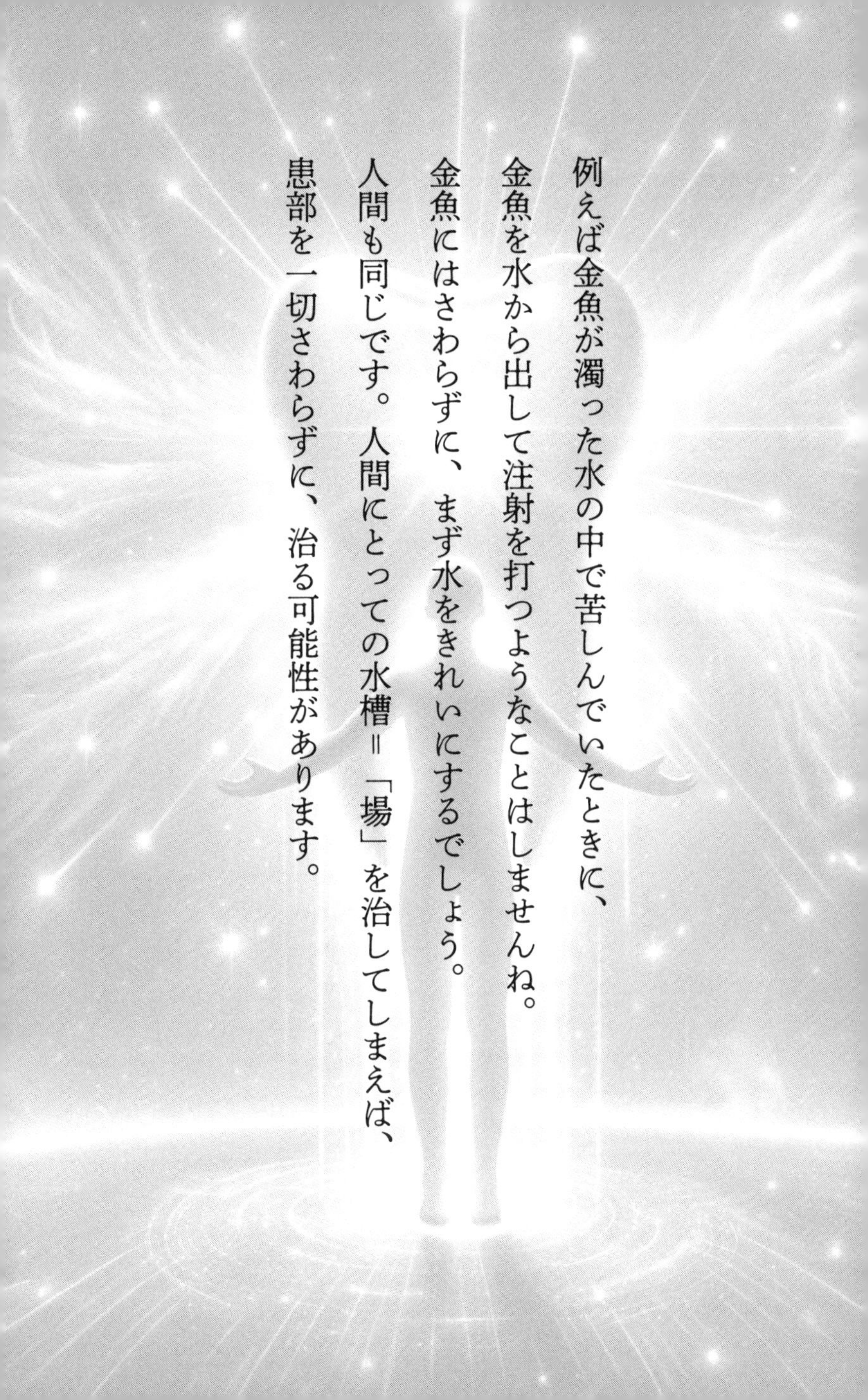

例えば金魚が濁った水の中で苦しんでいたときに、
金魚を水から出して注射を打つようなことはしませんね。
金魚にはさわらずに、まず水をきれいにするでしょう。
人間も同じです。人間にとっての水槽＝「場」を治してしまえば、
患部を一切さわらずに、治る可能性があります。

まえがき

私はこれまで、歯科治療を施した患者さんの全身の変化を色々見てきました。

義歯を入れていない認知症の患者さんに義歯を入れたら認知症が治った。

寝たきりの人が突然立って歩き出した。

一本の歯を抜いただけでパーキンソン病が改善した。

一箇所の噛み合せを調整しただけで、膝の痛みが消えた。

その他、歯科治療後に目がよく見えるようになった、頭がスッキリしたなどの例は、日常茶飯に経験しています。


これらの現象は、なぜ起こるのか？

低下した脳機能が回復した結果としか思えません。


ではなぜ「歯の治療」で脳機能が変化するのでしょうか？

私は12対ある脳神経のうち、口腔周囲を支配している三叉神経が、脳神経中で圧倒的に太いことに注目しています。

つまり、口腔からの刺激が他の領域に比べ圧倒的に脳を刺激するのです。

ですから、口腔周囲から脳に向かう有害な刺激を除去し、いい刺激を送り込むことで脳機能を改善する。そういう理論です。

歯科治療は脳治療である。

これこそが「脳歯科」の根本的な考え方であり、概念、そして使命だと思っています。

脳外科や脳神経科があるなら、脳歯科があってもいいではないか。

それで「脳歯科」を提唱し、活動しています。

「脳歯科」の目指すものは、口腔内のみならず全身の健康です。

波動的活性も、健康の需要な要素となります。

そのことを、この本から少しでも受け取って理解してもらえたらと思います。

量子歯科医学とウラシマ効果　目次

第4章　天地人をつなぎ笑わせる究極の治療は人を幸せにすること

カバーデザイン・吉原遠藤
校正・麦秋アートセンター
編集協力・宮田速記
本文仮名書体・文麗仮名（キャップス）

第1章

歯で万病を改善します！
しかも波動で‼

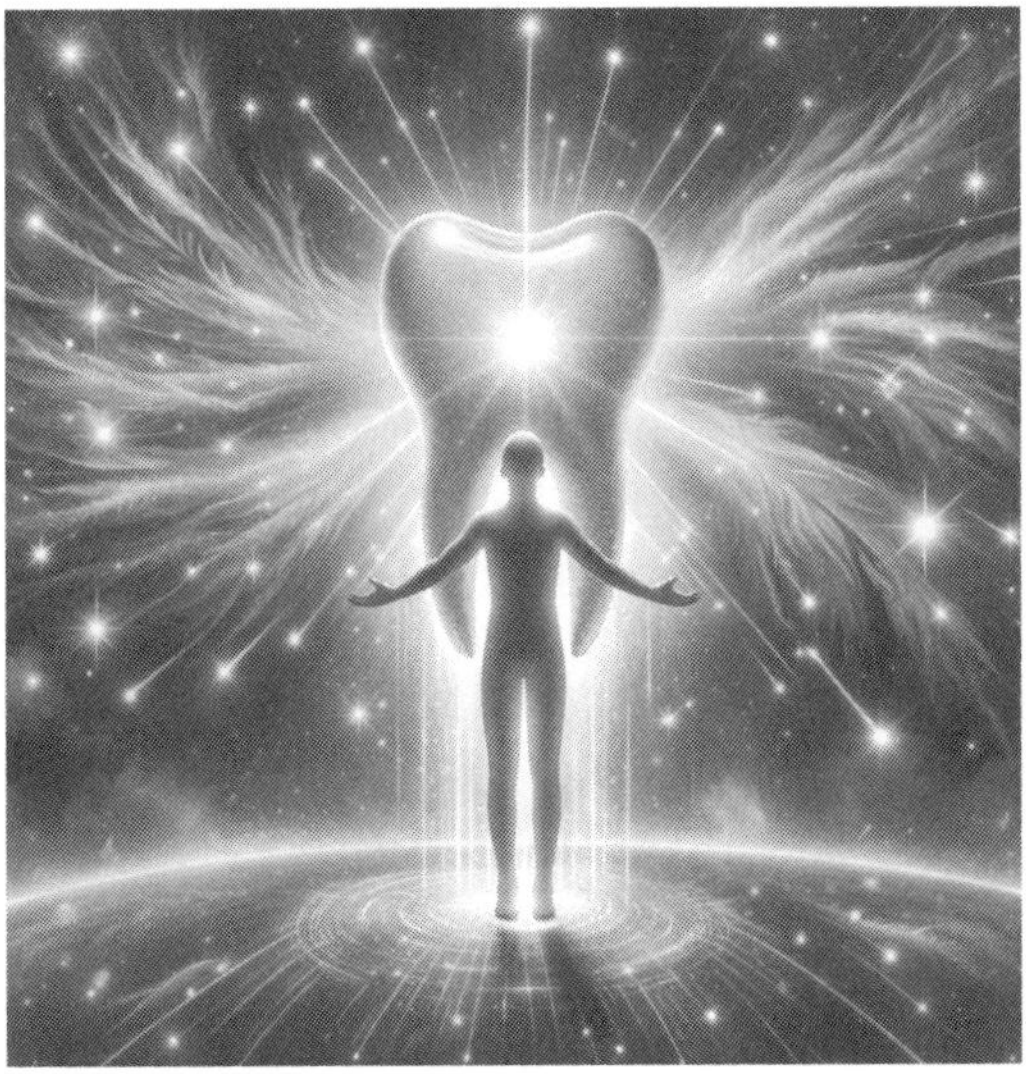

脳と歯と量子波（歯）!?

脳歯科治療体験会セミナー

2023年3月12日（日）　実施

「膝軟骨がすり減って膝が痛い」は本当か

藤井佳朗　皆さん、こんにちは。今日は、ほんとは春うららでいきたいんだけど、今年は花粉もひどいですね。花粉症も治す対象になっていないといけないのでしょうけども、僕の場合、どっちかというと不定愁訴、首が痛いとか、腰が痛いとか、膝が痛いとか、そういうのがメインになってきます。

まず、不定愁訴の治療を見てもらおうと思っています。テレビ通販によくある、膝が痛いというやつ。どこかのおばちゃんが出てきて、「私、こんなだったのに」が、最後は「こんなによくなりました」で階段をおりるところが出てくる。サプリメント、装具も含めて、膝の痛みを取るというものが、世の中にいかに多いことか。逆にそれは病院では治せないということです。

サプリメントがいっぱいあるということは、サプリメントでは治っていないんですよ。コンドロイチンと言ったら、それぱかり。プロテオグリカンだと言ったら、プロテオグリカン。たまたま治った人がいて、その人が「私、こんなによくなりました」とやるものだから、また買う。でも、治らない。結局グルグル回って、ああいうのがたくさんが出てくるわけです。

テレビでは、皆さんご存じだと思いますが、膝軟骨がすり減っているから、膝軟骨成分を補うことが大事だと言っています。膝の半月板のところがすり減って痛いんだから、それを補えばまた軟骨ができて楽になると言って、膝軟骨成分のサプリメントの宣伝を見ない日はないけど、その宣伝はホンマなのかということで、この動画を発表しました。これを見てもらいたいんです。

症例の動画紹介

〈ケース1〉少し歯を削っただけで、立てない状態から歩けるようになった

この人は立てない状態で診察しました。噛み合わせで、カチカチしたら右下第一小臼《しょうきゅう》歯《し》がちょっと当たっているんで、そこだけちょっと削りました。そしたら、瞬時に痛みが取れたんですよ。この数秒間で膝軟骨ができたんですかね。違いますわな。

〈ケース2〉手をつかないと立てない・歩けない状態がマウスピースで大きく改善

整形外科に1年半通っているけれども、ふくらはぎの裏が、筋が突っ張っているような感じがすると訴えている方です。しゃがむと、ふくはぎの裏に何か挟み込んでいるような感じがするし、しゃがむこと自体、立つこと自体も、壁かどこかに手をつかないとできない状態です。

そこで、ソフトマウスピースを入れてもらいました。すると、どこにも手をつくことなく正座することができ、かつ正座の状態から立ち上がることもできました。

ソフトマウスピースを外すと、やっとという感じで正座して、そこから立ち上がるときは壁に手をつかなければなりませんでした。

同じ方の約1年後の様子です。すっかりおしゃれになって、女の人はほんと変わるなと思います。マウスピースを1日のうち夜寝る前から朝起きるまで、夜の間だけ使用し、自由に動けるようになったことから、それまで通っていた整形外科には全く行かなくなったそうです。屈伸をお願いしたら、スムーズにこなされました。痛みもなく、全然平気な様子です。

これは28年ぐらい前のビデオです。そのころからずっとやっているんです。知っている人は患者さんとして来ていたんです。だけど、こんなことがあるということを知らない人がまだいっぱいいます。

〈ケース3〉嚙み合わせを変えたら痛みが引き、立ち上がることができた

若い女性ですが、関節軟骨が増殖する難病で、ベッドでほぼ寝たきりの生活を送られています。何回も関節を手術しているけれども、よくならない。ほんとにかわいそうな人です。往診しなきゃしようがないんで行ってきました。寝間着を着てベッド脇の椅子に座っています。膝の痛みで椅子から立ち上がることができない。金属とプラスチックのマウスピースで嚙み合わせを変えてみます。マウスピースを入れたら、すぐ立てました。痛みも引いたそうです。試しに外してもらったら立てない。外すと痛いようです。この例でも、膝軟骨が原因ではないとわかるでしょう。

〈ケース4〉ソフトマウスピースを入れたら、車椅子生活を終え、明るく元気に

10年ぐらい前からリウマチのため膝の痛みがひどくなり、歩けないという方です。椅子に座った状態から立ち上がることができません。だんだん悪くなってきて、今、1級障害者で車椅子生活です。見てわかるように人間が暗い。こういう進行性の病気になると、人間は暗くなるんですよ。

座った状態から立ち上がれないんで、ソフトマウスピースを装着してもらいました。装着すると立ち上がれる。外すと痛くて立てない。もう一遍マウスピースを入れると立てる。翌日はもう人間が明るくなりました。１日で車椅子とおさらばです。リハビリもなし。翌日は診察用の椅子からスムーズにおりて、元気に歩いて帰っていかれました。

〈ケース5〉下顎前歯部の修正で、やっとだった階段の上りおりがスムーズになった

２週間前から膝が痛くなってきた人です。歩くのもゆっくりめだし、階段の上りおりもちょっと大変そうですが、下顎前歯部唇側《かがくぜんしぶしんそく》の形態修正をしたら、歩き方も階段の上りおりも通常に戻りました。

〈ケース6〉膝の半月板手術をするも改善せず、歯を滑らかにしたら楽になった

この人は、90歳になって、膝が悪いということで膝の半月板を手術されました。よくなればいいけど、全然よくならない。かえって悪くなったと言われていて、「何のための手術なんだよ」と思いますね。

歯の頬側《きょうそく》や舌側《ぜっそく》を削って滑らかにしました。このあたりの時期からマウスピースはあまり使わなくなってきました。使うとマウスピースから離脱するのが難しくなる。入れて

おかないといけないから、できれば使わないほうがいいかなと考えました。治療後、階段の上りおりが楽になって、ご本人が拍手しています。

〈ケース7〉1本の仮歯で握力が30％アップした

この人もリウマチ系です。

これも28年前です。この人はリウマチになって手が痛いらしい。握力が出ないんです。握力は仮歯なしだと8kg。1本の仮歯を装着しただけで握力が30％アップしました。

〈ケース8〉調整後、足を引きずって歩くほどの痛みが取れ、小走りもできるように

この人は痛みで歩きにくい。少し足を引きずるように歩くんだけれども、整形外科では「異常なし」と診断されました。エナメル質がすり減ってしまって、中の象牙《ぞうげ》質が見えてきている歯があります。上顎右側《じょうがくうそく》の犬歯がすり減っているので、そこへプラスチックを盛って犬歯誘導を回復（安定したよい噛み合わせに調整）させました。若干すり減っていた下顎の犬歯もレジンを盛って犬歯誘導をつくりました。治療後、うずきが取れてスイスイ歩けるようになり、小走りも可能になりました。調整後、ご本人がVサインをしています。

〈ケース9〉97歳・痛む膝を、残っていた2本の歯と入れ歯の調整で改善

この人は97歳で「膝が痛い」と言って来られました。97歳で病院に行ったら、普通は「上手につき合いましょう」で終わりです。それでも、「何とかしてやってくれ」と言う家族と一泊二日で九州から船に乗って来ました。僕が治した膝痛の人の中で最高齢です。

歩行も階段の昇降もゆっくりです。普通に考えたら、今は立っているけど、もう何カ月かしたら寝たきりになっていくのかなという感じです。

上下とも入れ歯ですが、上に1本、下に1本、自分の歯が残っています。その残っている2本の歯の形を変えました。一泊二日でいらしているため、入れ歯をつくり直す時間はなく、今あるものを調整しました。その結果、歩くのも、階段の上りおりも、だいぶスムーズになりました。痛みはあまり感じないとのことでした。僕は入れ歯を削っているだけで、膝には一切さわっていませんから、副作用と痛みはありません。

調整後に歩行、階段の昇降をやってもらうと、調整前より円滑になって、だんだんよくなっていきました。翌日、歩行がさらに速くなって、階段は支えなしでスッスッと昇降できました。時間がたつと、もっとよくなってくる人がいます。ぶり返す人もいるけど。

〈ケース10〉体には一切触れず、入れ歯の調整で痛みがなくなった

この人もリウマチ系です。医療連携で別の医師が診察しています。患者さんは、右の腰が痛く、肩は両方とも同じくらい痛い、一番痛いのは膝だと訴えています。立った状態で、下を向くのは痛くないけれども、天井を向くと右肩が痛い。正座すると、左膝がつらくて、右膝はさほどでもないということです。

入れ歯を見ると、わりときれいな入れ歯で、口の中でも安定しているし、ご飯もちゃんと食べられるんです。だけど、全身から見ると、ちょっと問題があるんで、調整しました。僕、この人の体は一切さわっていない。入れ歯しかさわっていない。入れ歯を調整したら、正座できるし、痛みなく立ち上がることができました。

どこか痛いところはあるかと聞くと、別にない。「遠慮しないで、ちょっとでも痛かったら痛いと言って」と言ったら、「楽です」ということでした。もう一度正座してもらうと、スッと座ることができました。診察した医師が「不思議なことがありますね」と言うと、ご本人も「不思議ですね」とおっしゃっていました。

こんな感じで、医療連携も大事だけれども、今の医学はボタンのかけ違いで違う方向に行って、直せない状態にある。考え方を変えさせないといけません。膝が痛いということで、口に何か入れたら痛みが消えた。入れたら軟骨がポンとできて、また取ったら軟骨が

ポンと消えるのか。それとなく理屈をこねているけれども、違うでしょうということなんです。

セミナー会場でのデモ治療〔1〕ＫＨさん・男性
体を治すのではなく、オーラ・場を治していく

藤井　今日は、ここで治療しながら話をしてくれと言われています。１人ずついきます。いきなり変な治療をしても、みんな消化不良を起こして下痢しちゃうからね（笑）。まずは最初の方、どうぞこっちに来てください。ここへ座っていただけますか。首が痛いんですか。左右上下を向いたとき痛いところは？　右は回る。左は回りにくいですね。上下は一緒ですか。左に向くのが一番大変だということですね。

さっき言ったように、首を治そうとはしていません。基本は背骨です。背骨が曲がったらいけないんです。背骨があって、筋肉があって、下は骨盤、上は肩甲骨でデカイ。骨盤と肩甲骨がしっかりしていないといけない。

最初、肩甲骨の動きをチェックします。（KHさんの腕を後ろに引く）後ろに全然いかない。肩がかたいですね。バキバキいうね。

（KHさんの腕を上げる）上がらないですね。力を入れると上がるけど、上がるのを嫌がっています。同じ上がるにしても、ムリやりじゃなくてスッと上がる場合と、嫌がって上がる場合とがあって、嫌がって上がる場合、痛めるから、本人はやってほしくないんですよ。

次に、骨盤を診ます。立って肩幅ぐらいに足を開いてください。骨盤を横から押すから、倒れないように力を入れてください。行くよ。一、二の三。

（KHさん右側から押すと耐えられるが、左側から押すと大きくグラつく）左側がガタガタですね。いいですよ。座ってください。

バランスも悪いし、肩がカチコチという状態です。これの何を治すのか。体を治すんじゃない。この人から出ているオーラを治していくんです。（前列に座っている参加者A氏に前に出てきてもらって、A氏に対して）肩幅ぐらいに足を開いてKHさんの右に立って。僕が横から骨盤を押すから、押されても動かないように力を入れてください。

（藤井氏、A氏の骨盤を押す）耐えますね。

今度は左に立ってもらって今と同じことをやってみます。――動く。

この違い、わかる？　見たって何も見えないけど、（左側の）場が悪い。場とかそういうものを、昔の人は「オーラが出ている」とか、アストラル体、エーテル体が「ある」とか言っています。だからといって、それはつかめるわけじゃないけど、人として感じることができる。あなた（協力してくれたA氏）も倒れたから、わかったはずです。僕がオーリングテストをやると、左側の場が悪いなとわかる。この場を整えるのが先です。

例えば金魚が濁った水の中で苦しんでいたときに、金魚を水から出して注射を打つようなことはしない。金魚にはさわらずにまず水をきれいにするでしょう。だから、まず患者さんが泳いでいる水槽をきれいにしてやるのが先です。このへんからもう東洋医学でも西洋医学でもないんです。東洋医学も西洋医学も体を治そうとするけれども、空間、場を治そうとする医学なので、違うんです。

ここから何をやるか。左側の場を乱している歯を見つけます。歯はハープの弦みたいなものです。ドレミファソラシドとなっている。例えばここにソの弦があって、ソの弦をポーンとたたくと、共鳴現象でソの波動で共鳴する歯だけが振動します。それと一緒で、左側の場と共鳴している歯を見つけて、その歯を変えてやると、それと共鳴している場も変わります。歯というのは、メシを食うためにあるとかいいながら、実はこの歯が火星とつながっているかもしれないし、こっちの歯が木星とつながっているかもしれない。いろいろなところとつながっているんです。

この場合、左側の場とつながっている歯を探すと、右の上です。右の上の歯から出てくる固有波動を調整して、共鳴している場を変えるわけです。噛み合わせを変えるんじゃなくて、左側の場の波動が正常化するまで歯の固有波動を変えます。だから、たくさん削るとかそういうものじゃないんです。それこそ1秒で終わる場合もあります。場の波動が変わったら終わりです。原理的にはそういうものです。

ちょっと調整しますよ。この治療は痛くないから。「あーん」して口を開いてください
（KHさんの歯を治療）。

（さっき協力してくれたA氏が再度KHさんの左側に立ち、藤井氏がA氏の骨盤を押す）

動かなくなった。もうこの場が変わったんです。正常化してきた。

肩甲骨はどうなったか。（KHさんの腕を後ろに引くと、左右とも支障なく後ろにいく）ビヨーンと回る。（腕を上に伸ばすと、左右ともスムーズに伸びる）治療前は上に上げるのを嫌がっていたけれども、もう嫌がらない。

立って肩幅ぐらいに足を開いてください。（左側からKHさんの骨盤を押す）動かないでしょう。こうやって骨盤と肩甲骨も整えると、背骨もだんだん真っすぐになってきますよ。

座ってください。首も回り出すはずだけれども、どうですか。（ＫＨさん、つっかえることなく顔を左側に向ける）ほら、回るやろ。はい、拍手。（会場拍手）

ありがとうございます。

な、一瞬やろ？　これが場を治す医療。金魚の水槽の水をきれいにしてやったら、中にいる金魚が自然に治る。こんな治療を僕はずっとやっています。この治療が広がったらいいと思うでしょう？　でも広がらないんですよ。学会で発表しても、みんな何も思えへんもんね。ボーッと聞いているだけ。今のＫＨさんがもし病院に行ったら、今ごろまだレントゲン室の前で並んでいる。「はい、○○さん」でレントゲンを撮って、医者が能書きを書いて「うーん」と言って、「注射して帰りますか。痛み止め出しましょうか」。あんまりウジウジ言ったら精神病扱いされたり「切るぞ！（手術する）」とおどされるわけです。

治療も古典物理学の世界から量子物理学の世界へ

藤井　今、治療を見て目が覚めたと思うんで、次にパワーポイントを出します。

「準備はいいか？　さぁ、目覚めの時だ」〈パワーポイント表題〉。もう覚めたね。

「無知の知：真の知識のある人とは、己の無知を識《し》るものである」（図1）。

これはソクラテスが言った言葉です。皆さん、今みたいな事実があることを知らなかったでしょう。「こんなことがあるんや」と知ったらいいわけです。ほんとの知識人とは、自分がわかっていないことがわかっている人です。

リチウムイオン電池で2019年にノーベル化学賞をとられた吉野彰《よしのあきら》さんがインタビューを受けたときに言われた言葉です（図2）。我々人類が自然現象の中で本当に理解しているのは多分1％か2％ぐらい、98％、99％は未知の手つかずの状態でいろいろなことが横たわっているとおっしゃった。98％以上の自然現象は今の科学で説明でき

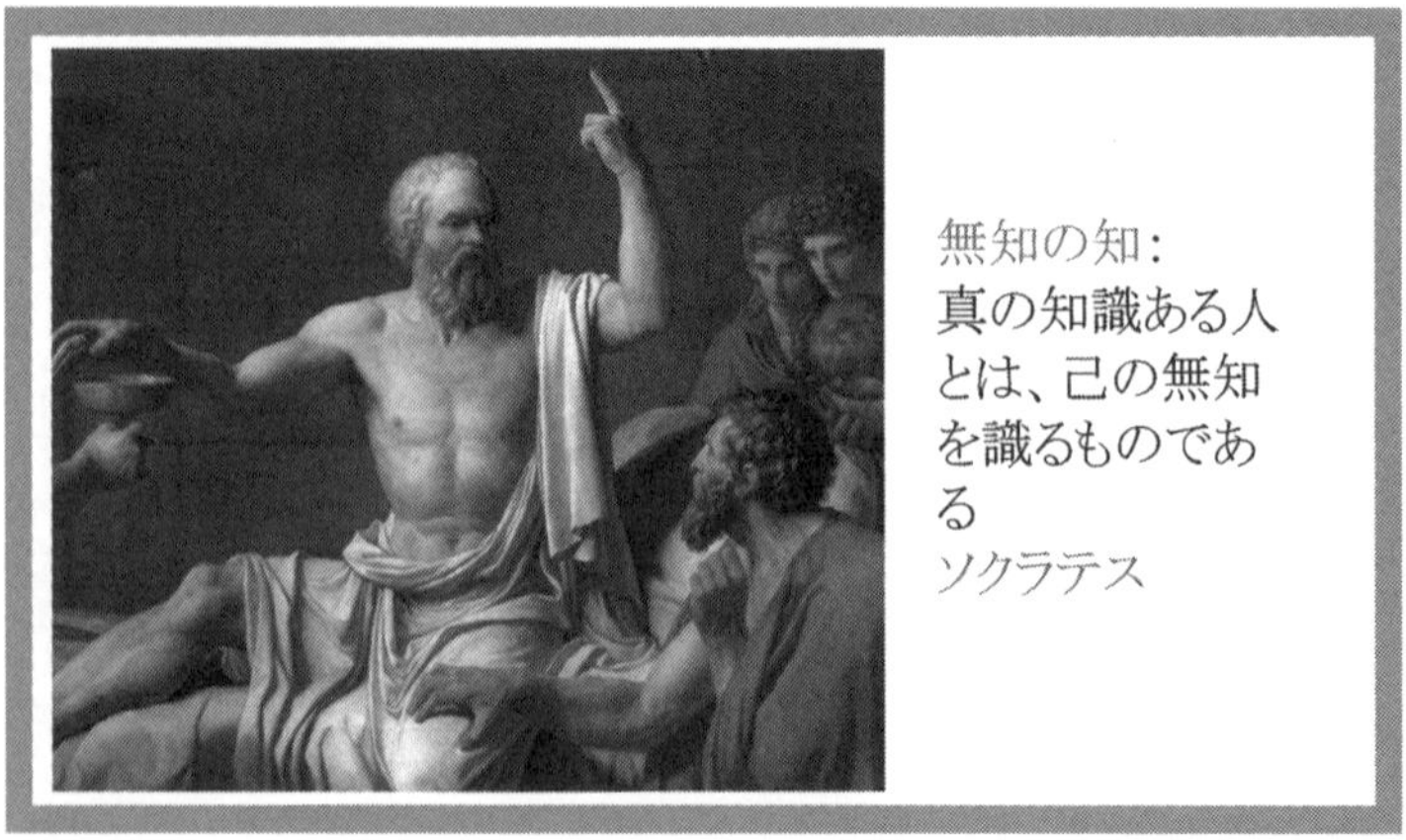
無知の知：
真の知識ある人とは、己の無知を識るものである
ソクラテス
図1

ないということなんです。これはすごい。ノーベル賞学者の吉野先生が、「俺、何もわかってへんねん」と自分で言っているんです。

ところが、ゲスな科学者に限って、「科学的根拠がないからあかん」とか平気で言う。そんなやつには、「ノーベル賞学者はそんなことは言わないぞ。今の科学は全然わかっていないと言っているぞ。おまえ、ゲスな学者やな。科学者の資格、ない！」と言ってやりたい。わかっていないのが正しいんです。

98％の世界の治療をすれば、みんな「うぉーっ」とびっくりする。皆さんも2％の世界におったらいかん。98％のデカイ世界に行かなきゃいけない。さっきの治療を見て「あっ、何でや」と驚いた人はみんなダメ。思考が古典力学の状態で止まってしまっている。

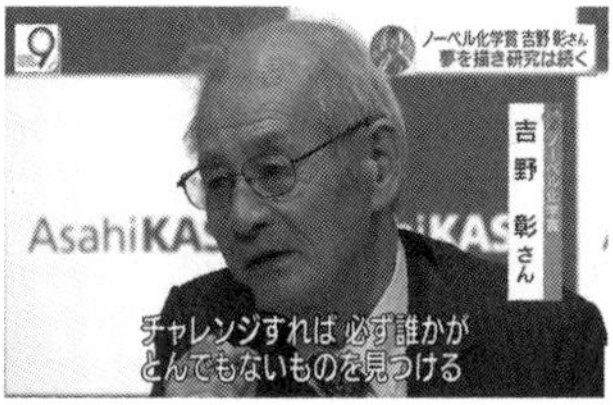
ノーベル化学賞 吉野 彰さん
夢を描き研究は続く
吉野 彰さん
チャレンジすれば 必ず誰かが
とんでもないものを見つける

論より証拠

科学的根拠より

<u>自然現象</u>

実際は人類、我々が自然界で起こっている現象のうちで我々が理解できたと思っているのは1%か2%ぐらいしかないと思うんですよね。ということは、残り98%が手つかずのままでいっぱい残ってるんです。これはもう間違いなく事実だと思います。自然界で何が起こってるのか宇宙で何が起こってるのか、それが場合によっては生命の起源につながっているとか、わからないことはいっぱいありますよね。したがってそういう手つかずの宝物がいっぱいまだ残っとるんだよと（後略）

画像：NHK「ニュースウォッチ9」より

図2

理想の治療とは？

先ほど見ていただいた治療が理想です。ここ（図3）につけ加えるのだったら、「再発がない」が欲しいですね。

30年間ずっといろいろやってきて、最近になってようやく理想に近づいてきたかなと思いますが、近づいてきたときには僕はもう還暦を超えているという状態です。

ほんとの治療をやっているすごい人が、ほかにもいっぱいおると思いますよ。でも、結局、相手にしてくれないというか、今の科学で証明できないからあかんとか否定されていると思うんです。ノーベル賞の吉野先生クラスになると、今の科学

理想の治療とは

・痛みがない
・侵襲(しんしゅう)が少ない
・副作用が少ない
・即効
・効果が持続できる
・対症療法ではなく根本治療

図3

では自然現象の98％以上が解明されていないとわかっているんだけど、そうでないゲスの科学者が世の中を仕切っているので、なかなか叡智《えいち》が広がっていかない。

最新鋭の機械より動物としての本能で「場」がわかる

今、僕、オーリングテストして治療をやりましたけれども、腕や足、骨盤をプッシュしましたね。ああいうのも筋反射です。すごい機械は使わなかった。ＭＲＩとか撮ったって、どうせわからない。それよりも、人間が本来持っている動物としての本能みたいなものがあって、それで場が悪いとわかる。そういうことは機械じゃわからないんです。

そんな機械があったらええで。機械からビビビ

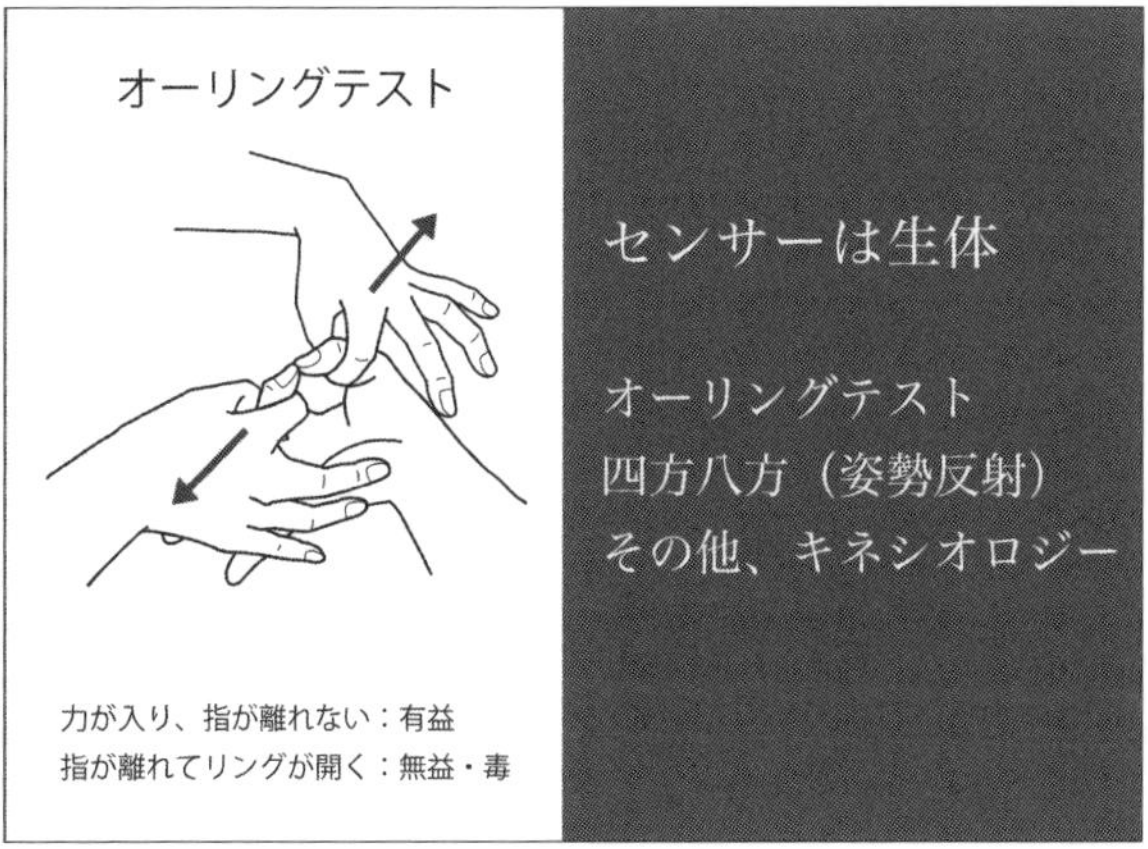
オーリングテスト
力が入り、指が離れない：有益
指が離れてリングが開く：無益・毒
センサーは生体
オーリングテスト
四方八方（姿勢反射）
その他、キネシオロジー

図４

ビと音がして、ここが悪いとわかればいいけど、そんな機械、あらへん。人間の体はそれをやる。最新鋭の機械よりも人間の筋反射のほうが優秀なことがある。それを使えばタダですからね。うちの治療はみんなそうです。パワーポイントに「四方八方」と書いてあるのは（図4）、体を押す検査法です。体幹バランステストとも言います。

科学の先端から120年以上遅れている医学

さっき言った共鳴現象は波動です。ところが、現代西洋医学は、ニュートン力学や電磁力学などの古典力学の状態で思考レベルが止まってしまっています。1900年で一応古典力学は研究しつくされたとされていますから、そこから先、西洋医学の概念は進歩していない。そこから先、出てきたのは、相対性理論と量子力学です。今でもノーベル物理学賞と言えば相対性理論と量子力学の先生ばかりです。それを取り込んでいかなければいけないのに、取り込まずに来たものだから、今の西洋医学は科学の先端から思考的には120年あまり遅れているのです（図5）。

もし量子力学とか先進的な科学を取り入れた医療が出てきたら、西洋医学の先生は、そんなものはオカルト医学だ、科学的根拠のないエセ医学だ、トンデモ医学だと否定する。自分が遅れていることがわかっていない。自分に見えているものしかない。自分たちが遅れているのに気づいていないんです。今

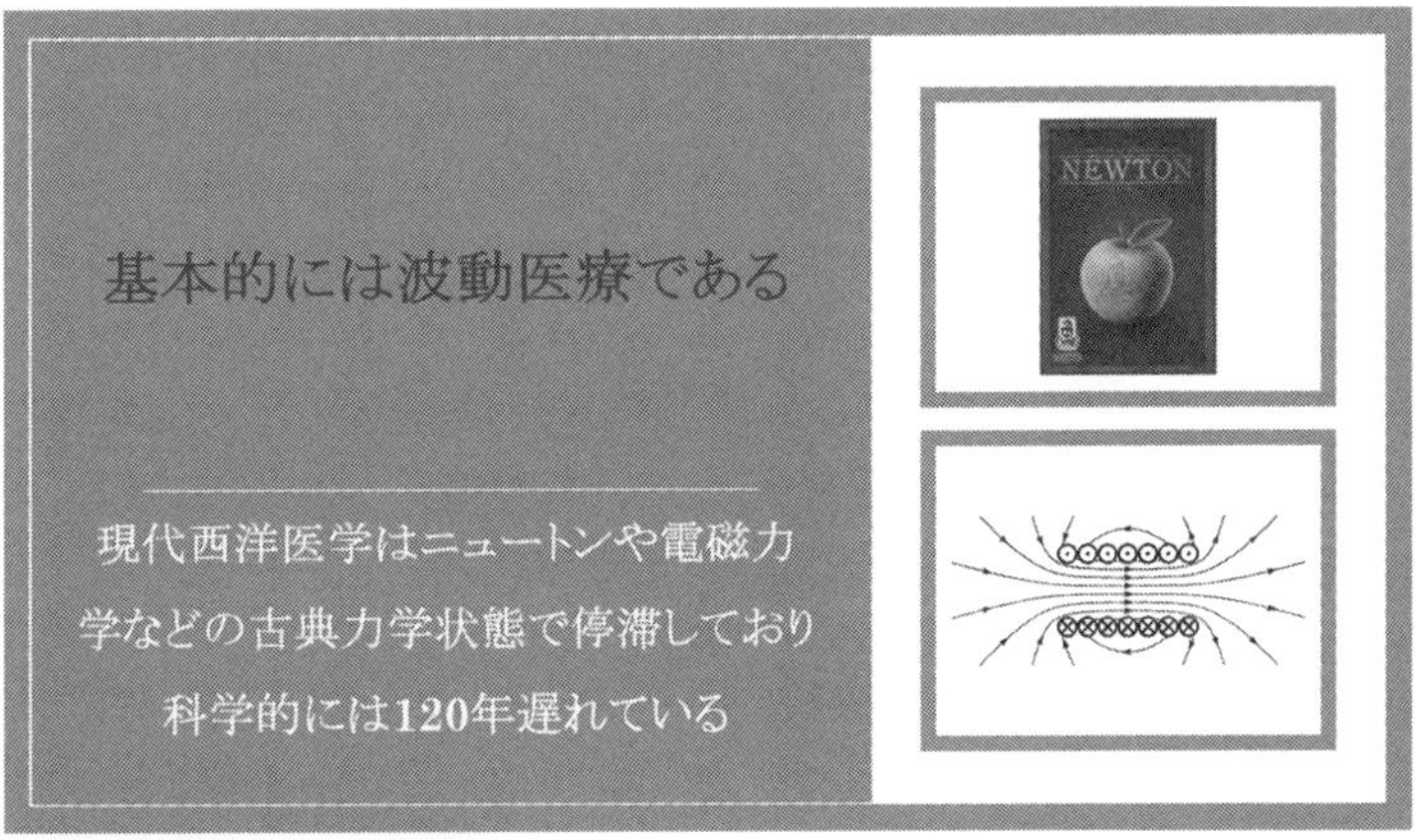
基本的には波動医療である
現代西洋医学はニュートンや電磁力学などの古典力学状態で停滞しており科学的には120年遅れている
NEWTON

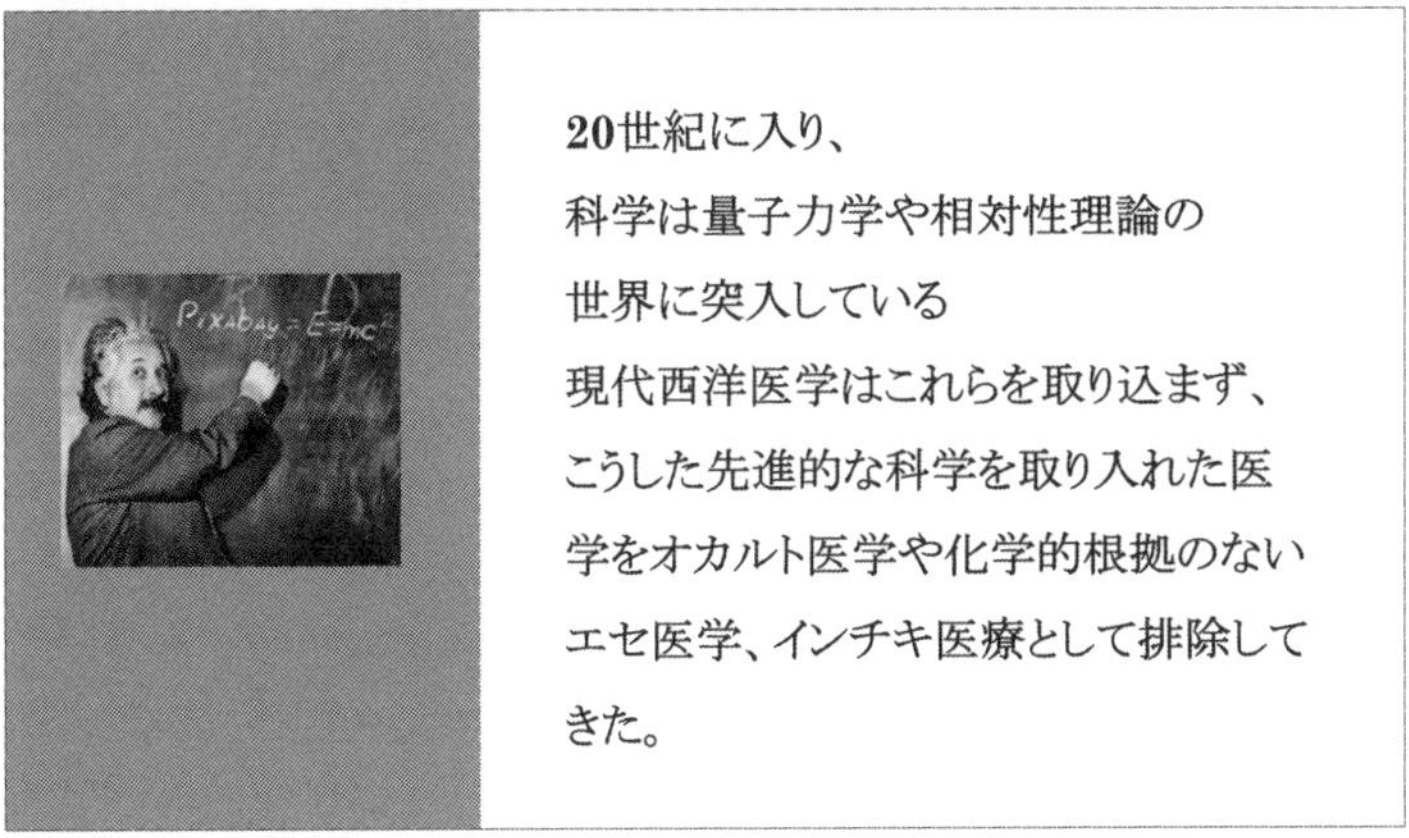
20世紀に入り、
科学は量子力学や相対性理論の世界に突入している
現代西洋医学はこれらを取り込まず、こうした先進的な科学を取り入れた医学をオカルト医学や化学的根拠のないエセ医学、インチキ医療として排除してきた。

図５

の症例もそうだけど、治っているでしょう。この人の治りを見てみなはれ。

光は粒であり波である

光は粒子か波動か。モノは全てここからスタートしているんです。どっちですか？両方やね。両方の性質を持っています。

僕は今しゃべっていて、皆さん聞こえますよね。聞こえるのは、空気という媒体があって、それが震えてあなたたちの鼓膜を振動させているからです。声は波動なんです。もし光が波動だったら、宇宙は真空だから、星が見えないはずです。でも、星が見えているから、光は粒子でないとおかしいという疑問がありました。

昔の人は、宇宙は実は真空じゃなくて、エーテルといわれる媒体が充満していて、それが波動である光を伝えていると考えたんですが、マイケルソンとモーリー（アメリカの物理学者）がいろいろ実験して、結局、見つからなかった。やっぱり真空なんですよ。結論を言うと、光は電磁波で電場と磁場の両方なんですが、電磁波は媒体がなくても進む波動だということが後でわかりました。この実験のときはよくわからなかったんです。

ヤングの二重スリット実験（図6）をやってみたいと思います。こういうお遊びもしながらやっていきましょう。

0・5ミリぐらいの棒が3本立っていると思ってください。この3本の棒にレーザーポインターを当てたら何が映るか。レーザーポインターは、離れても同じ大きさになっているということは、平行な光が出ているわけです。（実験を行う）

空飛ぶ円盤みたいに横に伸びたのがわかりますか。横にバーッと広がって、しかも縦に線がある。光は粒子だと言う人もいました。粒子としての性質ももちろんあるんだけど、広がっているというのは、光が波でないと起こり得ないことです。粒子だったら、2本なら2本の線がゲタみたいに映るはずです。こ

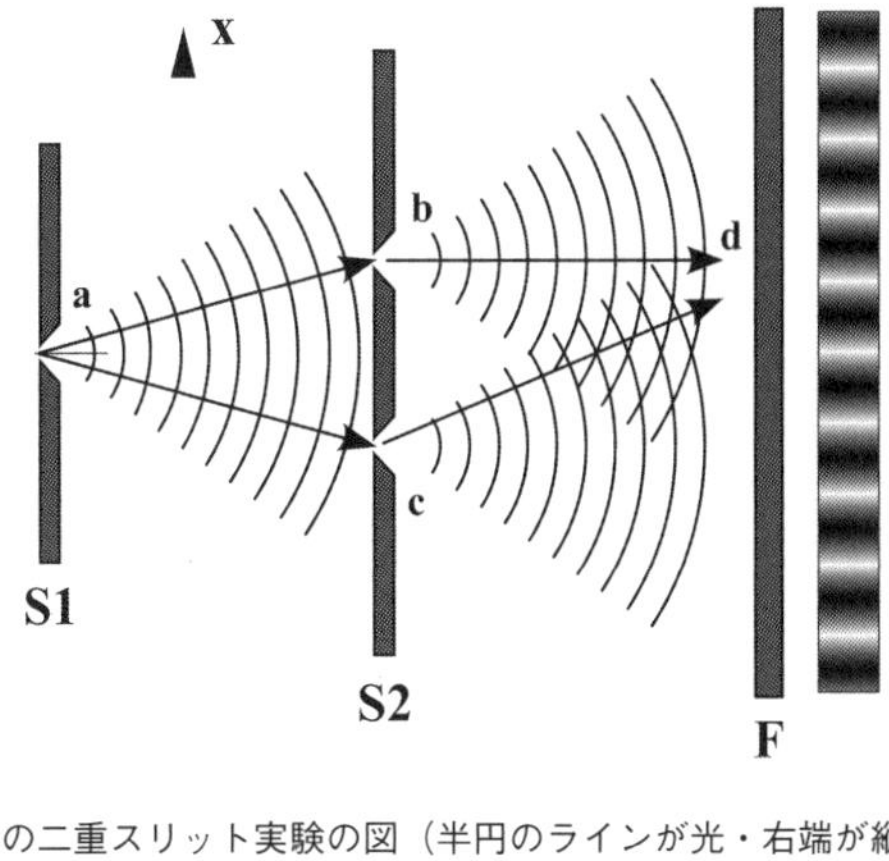

図6　ヤングの二重スリット実験の図（半円のラインが光・右端が縦の線）
Stannered, CC BY-SA 3.0
〈https://creativecommons.org/licenses/by-sa/3.0〉、ウィキメディア・コモンズ

れが20世紀最大の美しい実験と言われるヤングの二重スリット実験です。これをみんなの前でお見せしました。

ヤングの実験をして、光は波であるとわかった。

だけど、そこで出てきたのがアインシュタイン。あの人は光粒子仮説でノーベル賞をとりました。光を鉄板に当てたら電子が飛び出した。それを自由電子といいます。これは光が波では起こり得ない。当てて飛び出すわけだから力が要るはずです。それを今も応用しているんです。電子が回るのを電流といいます。電子が飛び出して、それを回したら電流になる。太陽の光を鉄板に当てて自由電子をとって、それで発電しているのが太陽光発電です。今やっているんです。１９０５年の理論をただ利用しているだけ。

ということで、光は粒。でも、粒だったらヤングの実験のような結果にはならないから、光は粒でもあり波動でもあるという結論が出てきたわけです。

医療従事者の気持ちが患者の治療結果に影響する

人の意識も実は波動ではないか。

これは有名な実験です。同じ条件で同じ植物を2つ育てるのだけど、片方には「バカヤロウ」と言って、もう片方には「愛しているよ」と言う。そうすると、同じ条件にしているのに、「愛しているよ」と言ったほうがよく伸びるんです（図7）。

誰かが考えた。心の中で愛しているよと思いながら、言葉では「バカヤロウ」と言ったらどうなるか。やってみたら、やっぱり伸びるそうです。だから、「バカヤロウ」という言葉じゃないんです。この実験は世界中いろいろなところでやられているから、あるところでは「サランヘヨ」と言うかもしれないし、あるところでは「ウォーアイニー」と言うかもしれないし、あるところでは「イッヒ・リーベ・ディヒ」と言うかもしれない。何を言

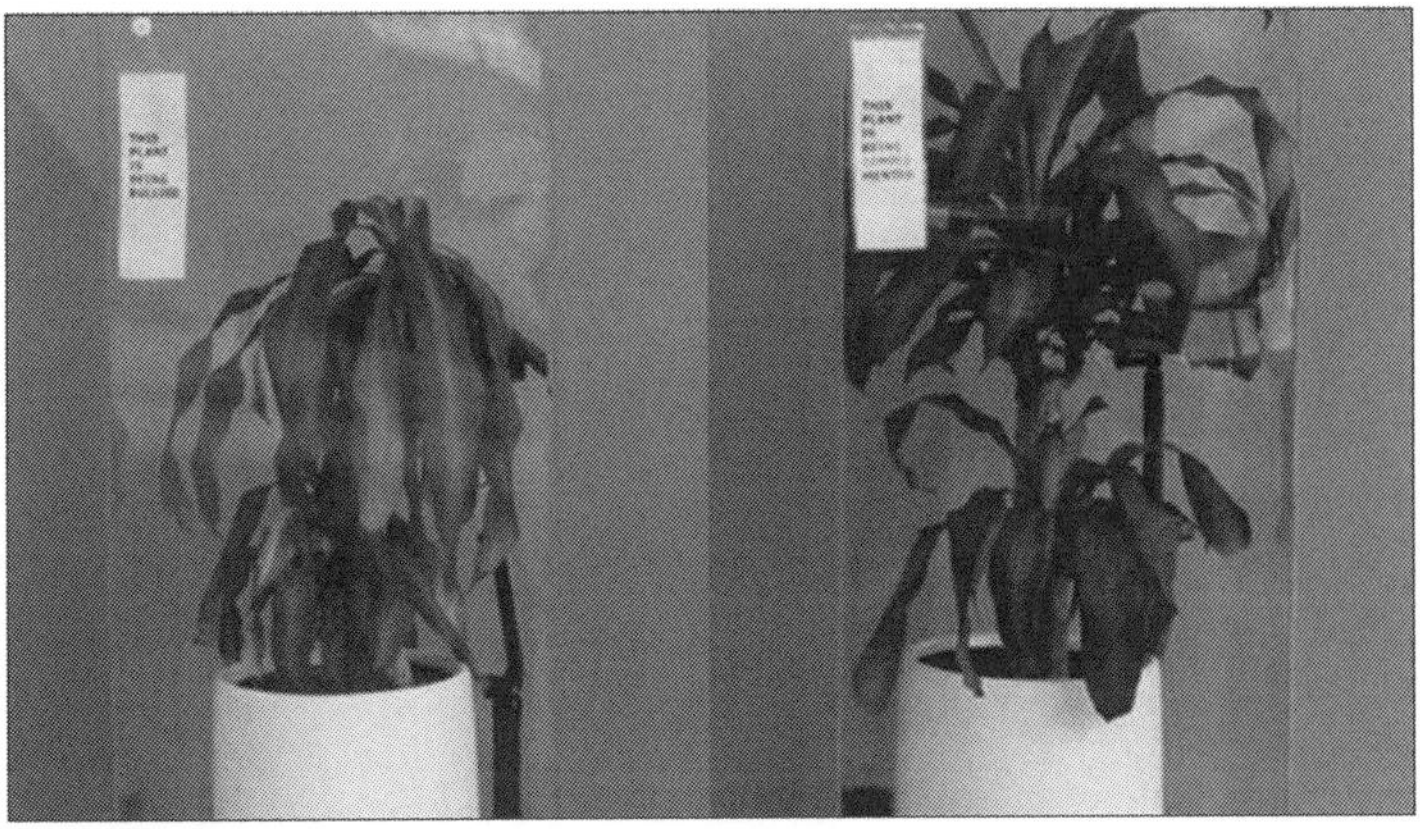

図7　左「バカヤロウ」右「愛しているよ」と言って育てた植物
IKEA UAE による実験動画「Bully A Plant: Say No To Bullying」より
https://www.youtube.com/watch?v=Yx6UgfQreYY

っているか植物にわかるわけがないんで、言ったときの気持ちに植物が反応する。同じ病気にかかっている人たちがいて、2つに分けます。片一方には薬を飲ませて、もう片一方には、薬とよく似ているけれども、全然効かない偽薬（プラセボ）を飲ませます。両者を比較したときに、有意差が出たら、この薬が効くという高いエビデンスがあると言っている。ランダム化試験と呼ばれていますが、それが今の西洋医学の考えなんです。

西洋医学では、ドクターがどういう気持ちで患者さんに薬を渡しているかは問われていません。患者さんに早くよくなれよという気持ちで薬を出すのと、おまえなんか死んでしまえと思いながら薬を出すのとで、治療効果は変わらないことが前提になっています。でも、植物の実験でわかるとおり、意識で変わる。そういう量子力学的な考えがあれば、プラセボ対照試験なんてするわけがないんです。つまり、医療をするときに、従事者の気持ちが患者さんの治療結果に影響するということなんです。

昔から名医とヤブ医者がいます。どの病気に対してどの薬を出すかは決まっているわけだから、やっていることは一緒なのに、あの先生のところに行けば治るけれども、この先生のところに行けば「ヤブ医者やで」。そういうことがあるのは、気持ちの違いですよ。病気になった人に「あなた、大丈夫？　脈をとってあげようね」とやっていたら、その人は治るんです。データだけしか見ないで「はい、この薬、飲んでおいて」、これじゃ治らんねん。

プラセボ対照試験等の実験をして、効果を確認するのをＥＢＭ（evidence-based medicine）と言います。ところが、気持ち、意識が入っていないＥＢＭの考え方は量子力学的に既に破綻しています。日本人は、何かあったら、エビデンスがあるとか、ないとか言って、世界から「エビデンス・バカ」と言われているらしい。アホやで。もし実験をやるのだったら、全員に対して同じ気持ちで投薬しないといけない。意識が大事。

古典力学の世界は、意識しようが、しまいが、物質は変化しないということです。医療でいえば、患者さんに対して愛護的なドクターであっても、無視するようなドクターであっても、患者さんの症状が変化するわけがない、これが古典的力学。

量子物理学の世界、革新派は、患者さんに対して愛護的な治療をすれば、当然、患者さんの治癒力も上がる。これが新しい考えなんだけど、いかんせん、今の西洋医学は古典派なんです。

無機質のものにも意識が通じている

これは暗号の話です（図8）。戦争では、秘密情報は暗号になっていて、その暗号を解読したら勝ちです。ということは、暗号は解読されないようにしないといけない。ところが、今、神戸にあるスーパーコンピューター「富岳《ふがく》」が1万年かかってようやく解読できる暗号を、量子コンピューターが出てきたら200秒で解読できると言われています。どんな暗号をつくったって、量子コンピューターを使われたら簡単に解読できるわけです。

暗号が解かれたら戦争に負けちゃうから、解読できないようにするにはどうするかと考えたときに、ハッカーの「暗号を盗んで解読してやれ」という意識に反応して、パチッとスイッチを切っちゃう。人や動物だけじゃなくて、機械も意識でやれる。機械ですら意識で変化するんです。今この机の上にある無機質のこんなものでも、僕が今言っていることが通じています。ごみの日に袋に入れたごみをバーンと捨てたらあかんねん。捨てるときは、「役割が終わったから捨てさせていただきます」と言って捨てなあかん。ボーンと捨てたら怒るよ。そういうことなんです。このへんが全部、西洋医学では抜けちゃっている。

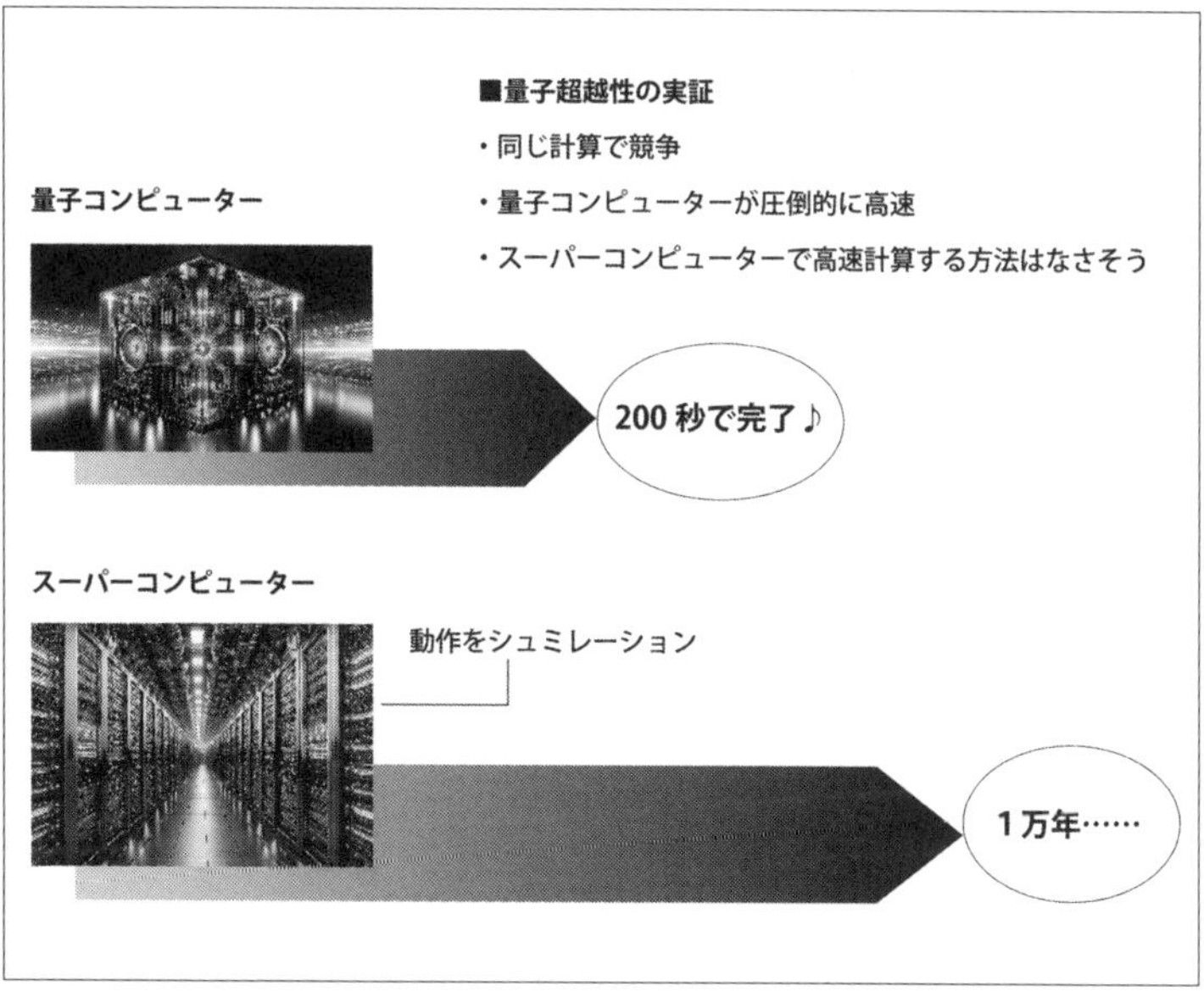
■量子超越性の実証
・同じ計算で競争
・量子コンピューターが圧倒的に高速
・スーパーコンピューターで高速計算する方法はなさそう
量子コンピューター
200秒で完了♪
スーパーコンピューター
動作をシュミレーション
1万年……

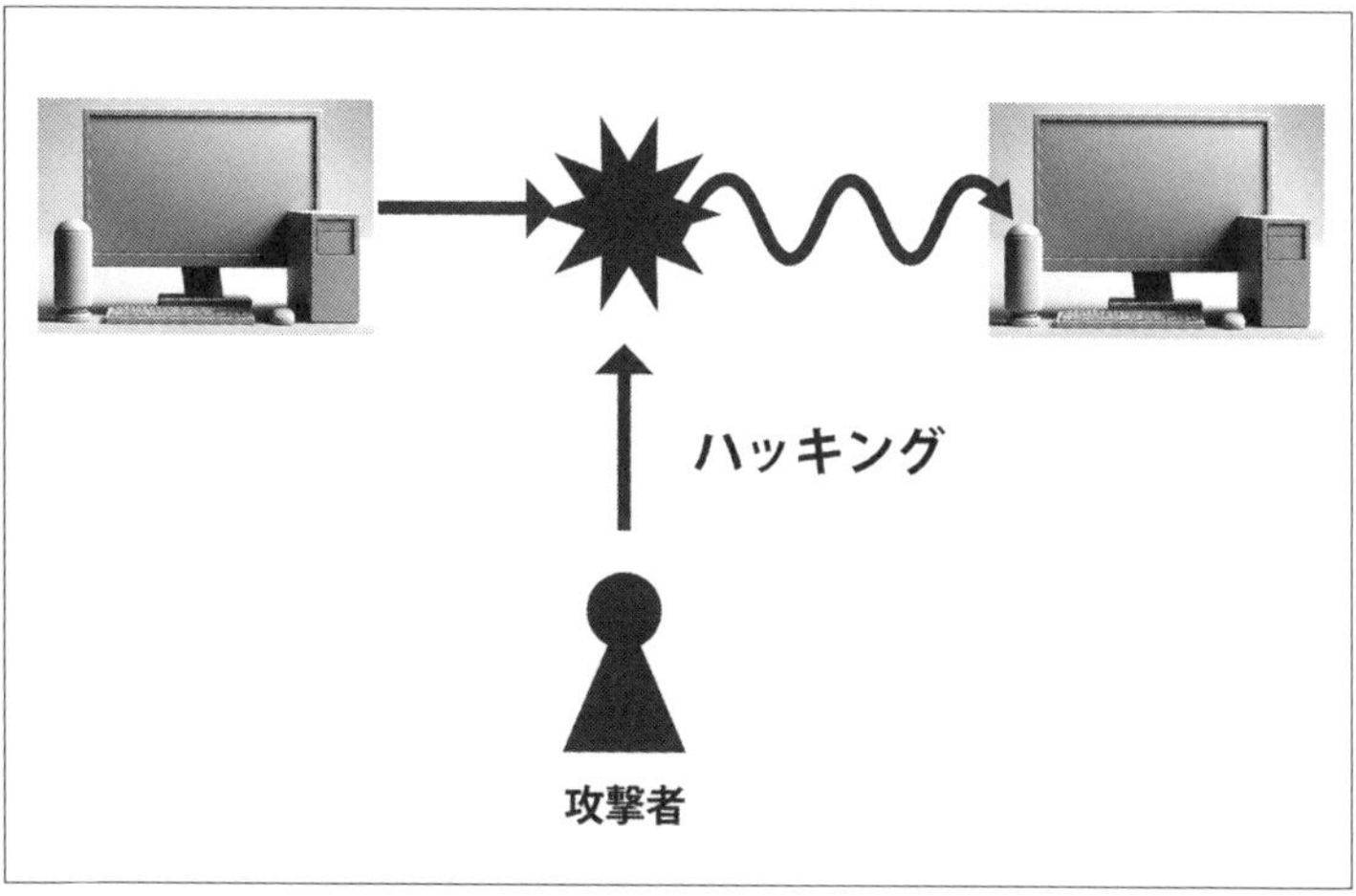
ハッキング
攻撃者

図8

我々の持っている意識がほんとに周りの人に影響するということを覚えておいていただければと思います。

歯がなくてもボロボロでも、元気な人がいるのはなぜか？

次は、僕がこういう治療を始めたころにやっていた症例です（左ページ参照）。写真1の左右の写真でどう違うか。左の写真が入れ歯を入れる前、右の写真が入れた後です。首の感じが違う。顔色も違うでしょう。入れ歯を入れると、首の状態が著しく変わってくる。そうすると、血流が変わって顔色もよくなるんです。

だけど、この人、僕が入れ歯をつくったのに、うっとおしいか何か知らんけど、入れ歯を入れてくれなかった。そしたら、ちょっと調子が悪いというんで様子を見に行ったら、写真2のように寝たきりになっていました。もう意識もほとんどないし、主治医に「これ、どないなるの？」と言ったら、「ああ、もう死ぬでしょうね」と言う。手の施しようがない。脳梗塞になったみたいね。

この病院は、ちょっと老人捨て場みたいな病院で、ムリにスパゲティみたいに管をつな

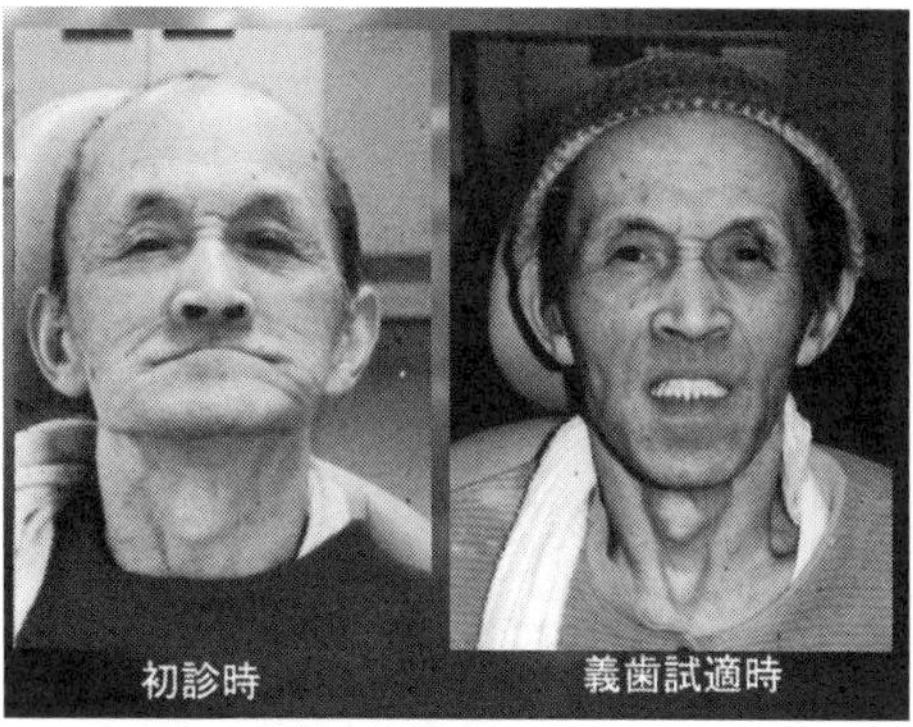

写真1
左：入れ歯を入れる前
右：入れ歯を入れた後

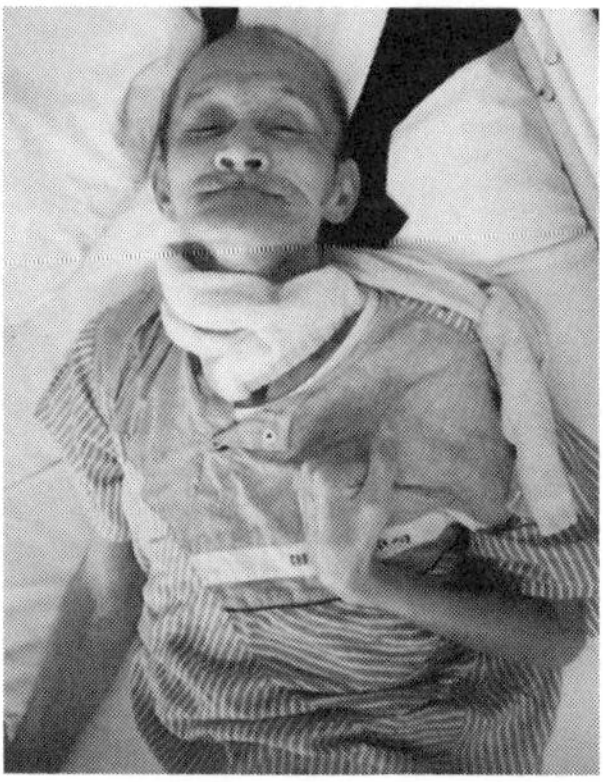

写真2
入れ歯を外し
寝たきりになり
意識がほとんどない状態

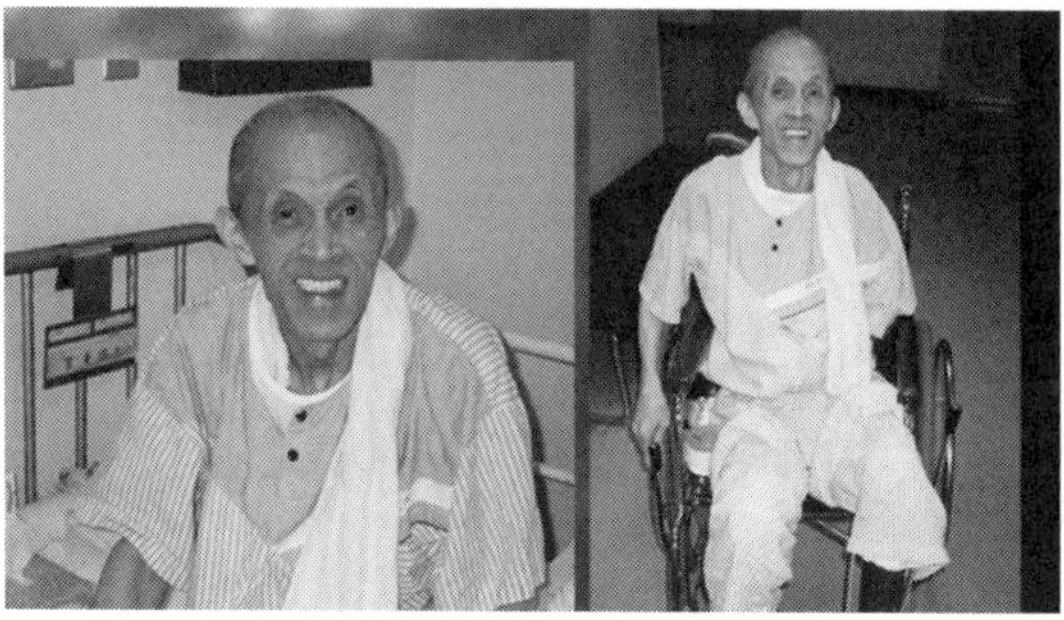

写真3
再び入れ歯を入れて
起き上がれるように
なった

いだりして延命しない。死ぬやつは勝手に死んでくれという感じ。そういう病院があっても、それはそれでいいと思うんです。

でも、せっかく入れ歯をつくったんで、口をガーッとあけて入れ歯をバーンと入れておいた。そしたら、生き返ってきたんだ、この人。写真3、座って笑っている。顔色、いいでしょう。首もちゃんと立っている。多分頭に向かって血がよく行くようになったんだろうと思います。これなら西洋医学で理屈がつくわけです。

このときに、ああ、歯科医療はすごいな、医科の先生がどうしたって助けられへんという命を僕たちは救うことができるんだなと思いましたね。この人、退院していきました。

ところが、90年代にテレビでブームになった双子のおばあさん、きんさん、ぎんさんは、歯があらへん。口の条件、最悪やのに元気やった。ボケてもいなかった。元気やねん。ボケてもいない。何でやねん。どういうことや。さっきの入れ歯がなかったら死んじゃうじいちゃんとどう違うのか。

これがひっかかっていたんです。

よく見ると、歯がボロボロでも元気な人がいる。きんさん、ぎんさんも、歯がなくても元気でした。

玄米菜食・小食主義でビーガンみたいな生活していたのに、ガンで死んじゃう人もいる。私の知っている人にもいました。ご夫婦で、奥さんが玄米菜食・小食主義で、旦那はなんでも食べていました。奥さんは、玄米菜食・小食主義がいいと思って実践していたんだけど、痩せてなんか顔色が悪い。結局、御主人より早くガンで死んじゃった。それだったら、うまいものを食って死んだほうがよかったんじゃないかなと思う。

世の中には、たばこを吸うわ、酒は飲むわ、コンビニ飯ばっかり食ってるわ、運動嫌いだわ、不規則な生活をしとるわなんだけど、なぜか元気な人がいる。これは一体なんなのか。

オリンピックの金メダリストの2人、体操の内村航平さんも、スケートの髙木美帆さんも、決して噛み合わせがよくない。歯、ガタガタです。歯の状態がよくないのに元気だし、世界一流のプレーができるわけです。

WHOでも討議された健康の条件「スピリチュアル」

肉体的には問題がある、だけど健康だ。ということは、肉体的な問題を補完している何かがあるんだろう。それはWHO（世界保健機関）の定義にあるんじゃないか（図9）。

ＷＨＯの健康の定義は、「Health is a state of complete physical, mental, social well-being」とあって、単に病気をしていないということじゃなくて、フィジカル（肉体的）、メンタル（精神的）、ソーシャル（社会的）がいい状態ということです。この定義に、１９９８年のＷＨＯの執行理事会で「スピリチュアル」を入れようという話が出た。肉体、精神、スピリチュアル、そしてソーシャルにしようということになったんです。

　肉体的、精神的に多少ガタついていても、それを補ってしまう、すごい力を持っている何かがもう１つあるはずだ、そう考える気持ちはわかります。それを議論して、最終的に投票になって、賛成22、反対ゼロで総会の議案とすることが採択されたんだけど、いまだに総会にかけられていない。宙ぶらりん。かければ恐らく通るんじゃないかと

健康の定義

従来、WHO（世界保健機関）はその憲章前文のなかで、「健康」を「完全な肉体的、精神的及び社会的福祉の状態であり、単に疾病又は病弱の存在しないことではない。」

"Health is a state of complete physical, mental and social well-being and not merely the absence of disease or infirmity."

と定義してきた。

平成10年のWHO執行理事会（総会の下部機関）において、WHO憲章全体の見直し作業の中で、「健康」の定義を「完全な肉体的(physical)、精神的(mental)、Spiritual及び社会的(social)福祉のDynamicな状態であり、単に疾病又は病弱の存在しないことではない。」

"Health is a dynamic state of complete physical, mental, spiritual and social well-being and not merely the absence of disease or infirmity."

と改める（下線部追加）ことが議論された。最終的に投票となり、その結果、賛成22、反対0、棄権8で総会の議題とすることが採択された。

図９

思うけど、誰かが「そんなことするな」と言っているんでしょうね。だから、いまだに「肉体的、精神的、社会的」。

スピリチュアルは別に日本語に訳す必要はないと僕は思うんです。「スポーツマン精神にのっとり」のスポーツマン・スピリットといったら精神と一緒になるから、スピリチュアルは「スピリチュアル」でいい。そのスピリチュアルがものすごい力を持っていて、それがしっかりしていたら、ほかが多少ガタついていても健康は維持できると考えればいい（図10）。

日本人は、「スピリチュアル」と言ったら、ちょっとうさんくさいなと思う人が多いかもしれないけど、現実にＷＨＯの執行理事会で討議された言葉だから、別にこれはうさんくさくもなんとも

肉体的に多少の不備があったとしても、
スピリチュアルに安定しておれば、
症状が出ないと思われる。
したがって、あらゆる治療に先立って、
スピリチュアルの安定を図る治療を行うべきである。
経験上、それを行えば従来の治療量を大幅に
低減させることができる。

図10

ないんですよ。日本人が勝手に「あやしい」と言っているだけの話で、あやしくないんです。肉体的には多少不備があっても、スピリチュアルが安定していれば大丈夫ということです。これがしっかりしていると、多少歯がガタガタだろうが、コンビニ飯を食おうが、変な牛乳を飲もうが、農薬漬けの飯を食おうが、構へんねん。まずスピリチュアルレベルをドーンと上げてしまえばいい。じゃ、どうすればいいのか。

体の状態は中脳、高次元とのつながりは松果体でチェック

さっきの治療（29ページ・デモ治療1）で僕は骨盤を押しましたが、それは中脳の反射を見たんです。普通なら反射的に立ち直ろうとして体が敏《びん》

脳幹・脊髄系は意志とは無関係な自動振る舞いの神経です。爬虫類以下は反射的に行動をします。訓練によって反射は強化され、芸を体で覚える事になります。

●脳幹上位に位置する間脳は自律神経のコントロールセンターであり、体温や血圧、生理の周期等を自動的に調節し、体内リズムを刻んでいます。
●脳幹の中脳では体の動的バランスを調節し、足元がつまづいた時にも反射的に立ち直ろうと体が敏捷に反応してくれます。
●脳幹の橋は眼耳鼻舌等の感覚を大脳に連絡する中継ブリッジの役割をしています。
●脳幹の延髄は生命中枢であり、呼吸や心拍数を自動的に調節して命を維持します。

図11

捷《しょう》に反応する。押したときに倒れるのは中脳が反射していないということです。場がいいか悪いかというのは、多分中脳が反応しているんじゃないかと思います（図11）。

中脳がやられたら体がフラフラになっちゃいます。中脳の状態を見ながら治療するのが一つのポイントになります。

松果体《しょうかたい》は宇宙です。アカシックレコード、ゼロポイントフィールドを高次元と言いますが、高次元からの叡智《えいち》が松果体に向かってパーッと入ってくる。入ってくることによって天・地・人がつながるという考えです（図12）。

宇宙の叡智は松果体が活性化しないとつながらない。
松果体を活性化するには、ケイ素水を印堂（第３の目）付近に塗り込む。
太陽光線を浴びてもいい。
逆に不活化する要因には、フッ素、水銀、有害電磁波がある。

松果体が不活化すると、肩甲骨周囲の関節の可動域が狭くなる。
特に上腕を後方に引くと（波乗り固め診断法）抵抗や痛みを生じる。
肩甲上腕関節の関節可動域が大きくなったことを確認する。
次に起立時に上を向いてもらい四方八方で安定していることを確認し、
宇宙の叡智とのつながりを確認する。

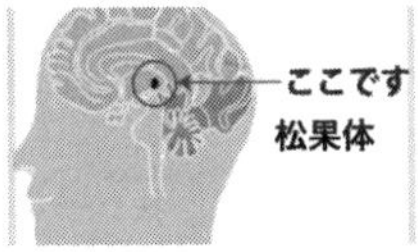

この時、四方八方などすべてで安定していなくてもいい。
咬合で不安定になっている要因も考えられるから。

図12

これは西洋医学になりますが、運動野と体性感覚野の脳地図（図13）です。指と口周りの支配領域がものすごく大きいことがわかります。口の周りの刺激がすごく脳に影響するということです。

宇宙から治していけば、削るのはほんのわずかで済む

治療の2大概念は、天地人と場です。私は歯医者なので歯でやっています。
歯は歯槽骨《しそうこつ》に、歯槽骨は頭蓋骨に植わっている。頭蓋骨の一部です。頭蓋骨は体幹の上に乗って、体幹は土地の上に乗って、土地は地球の上に乗って、

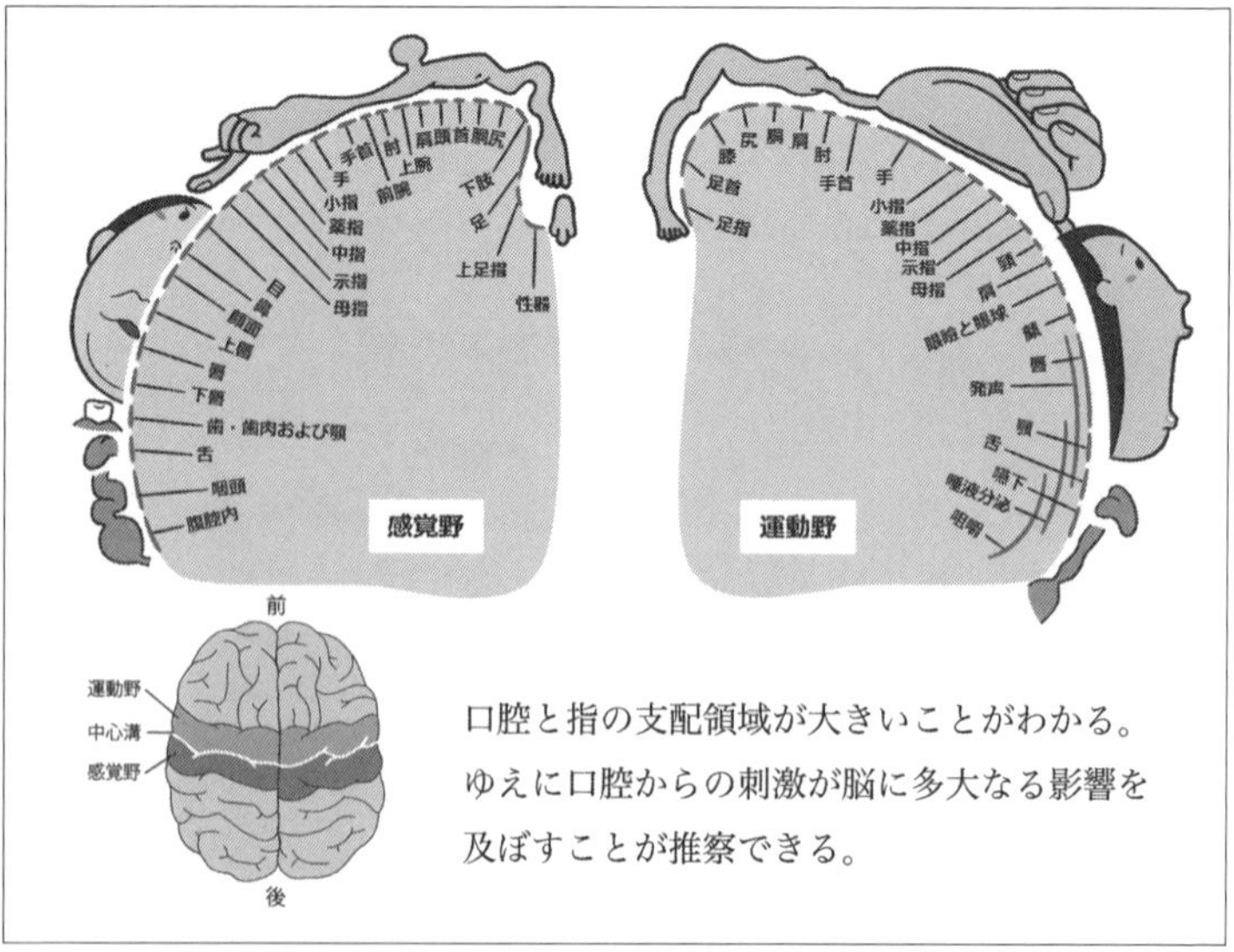

口腔と指の支配領域が大きいことがわかる。ゆえに口腔からの刺激が脳に多大なる影響を及ぼすことが推察できる。

図13

地球は宇宙にあります（図14）。

例えばここにドアがあるとします。でもあかへん。これを一種の病気としましょう。ドアがあきにくいときに、今の西洋医学だと、そこだけの対症療法でカンナをかけたり蝶番《ちょうつがい》に油を差して、「はい、あくようになりましたよ」とやる。

ところが、もしかしたら柱が曲がっているかもしれない。柱を真っすぐにしたら、カンナで削らなくてもあくかもしれない。それで柱を真っすぐにしようと思ってよく見たら、建物が曲がっている。建物を先に真っすぐにしなきゃいけないんだけど、「ちょっと待ってくれ。土地が曲がっているじゃないか。整地からやらなきゃならない」「じゃ、ちゃんと整地しましょう」。そして、「これで大丈夫でしょう」「いやいや、地球が曲がっていますよ」「えっ！　地球じゃなくて、宇宙が

治療の２大概念

天地人と場

天地人

歯＜歯槽骨《しそうこつ》＜頭蓋骨＜体幹＜土地＜地球＜宇宙

図14

曲がっている？」ということで、宇宙から治していくと、最後に削るのはほんのわずかで済むわけです。

ほんのわずか治療したら済む問題をガーッと大量に削ったり何かする。でも、体の傾きが治っていないから、また問題が起こる。同じことを繰り返す。歯1本を治すのに宇宙から治していかなきゃいけない。すごいね。

周りが変われば光が変わる＝「場」の量子論

さっき言った場の理論を説明すると、マクスウェルの法則は、電流があると、その周りを磁場が回っているとしました。そしてアンペールの法則とか、フレミングの左手の法則があります。磁場と電場は必ずセットで動く。だから、電磁波になるんです。ファラデーの法則は、N極からS極に向かう磁場の流れです。もちろん電流も磁場も見えないけど、あるんです。

それが今はもっと盛んになって、場の量子論が出てきています。物質は全て振動である。ここにある机も振動です。振動でガーッと固まったところは固体に見えるし、振動が波に見えるところもある。実は場で変わっている。さっき言った光は粒子でもあり波でもあるというのは、光に粒子としての性質と波動としての性質があるのではなくて、周りが変われば光が変わる。光のほうが変わっているのではない。そういう考えが今はメインになっています。

波でも粒子でもない。波に見えているだけ。粒子に見えているだけ。全て場である。これが場の量子論で、今の物理学のトップです。２０２３年のノーベル物理学賞は３人とも場の量子論の先生です。

次は相対性理論です。太陽があって、その周りを地球が回っている。なんで地球は太陽に落ちないのか。ハレー彗星は76年周期の楕円軌道で太陽の周りを回っています。今どこにいるか知りませんが、楕円軌道の近日点《きんじつてん》に近づくときは、太陽に向かって突っ込んでくるように見えるけれども、実際にボーンと突っ込んで終わりにはならない。またピューッと太陽を回って帰っていく。なんで太陽にぶつからないのか。

万有引力の法則からすれば、２つの物質の質量の積を距離の二乗で割って、それに万有引力定数をつけたら万有引力が計算できる（F＝G・Mm／r２)。太陽は引力がすごいから、地球も彗星もボーンとぶつかって終わるはずです。ところが、回っている。なんでなのか。

実は宇宙もゆがんでいるんです（図15）。質量が大きいものがあったら、場が大きくゆがんでいる。ブラックホールみたいに質量がものすごくデカイと、ゆがみがビューッと大きくなる。そこに突っ込んできたら、ゆがみの縁を回って、やがてポトッと落ちるんだけど、宇宙には摩擦がないからクルクル回っている。それが地球の公転です。

ゴルフで、「カップになめられる」という現象があります。パットを打って、ボールがカップ（穴）にスーッと来て、急にビュッと加速します。

あれ、落ちているんですが、落ちずにカップの縁を回ってヒュッとそれていってしまう。摩擦がなかったら、もっと先まで行っちゃう。

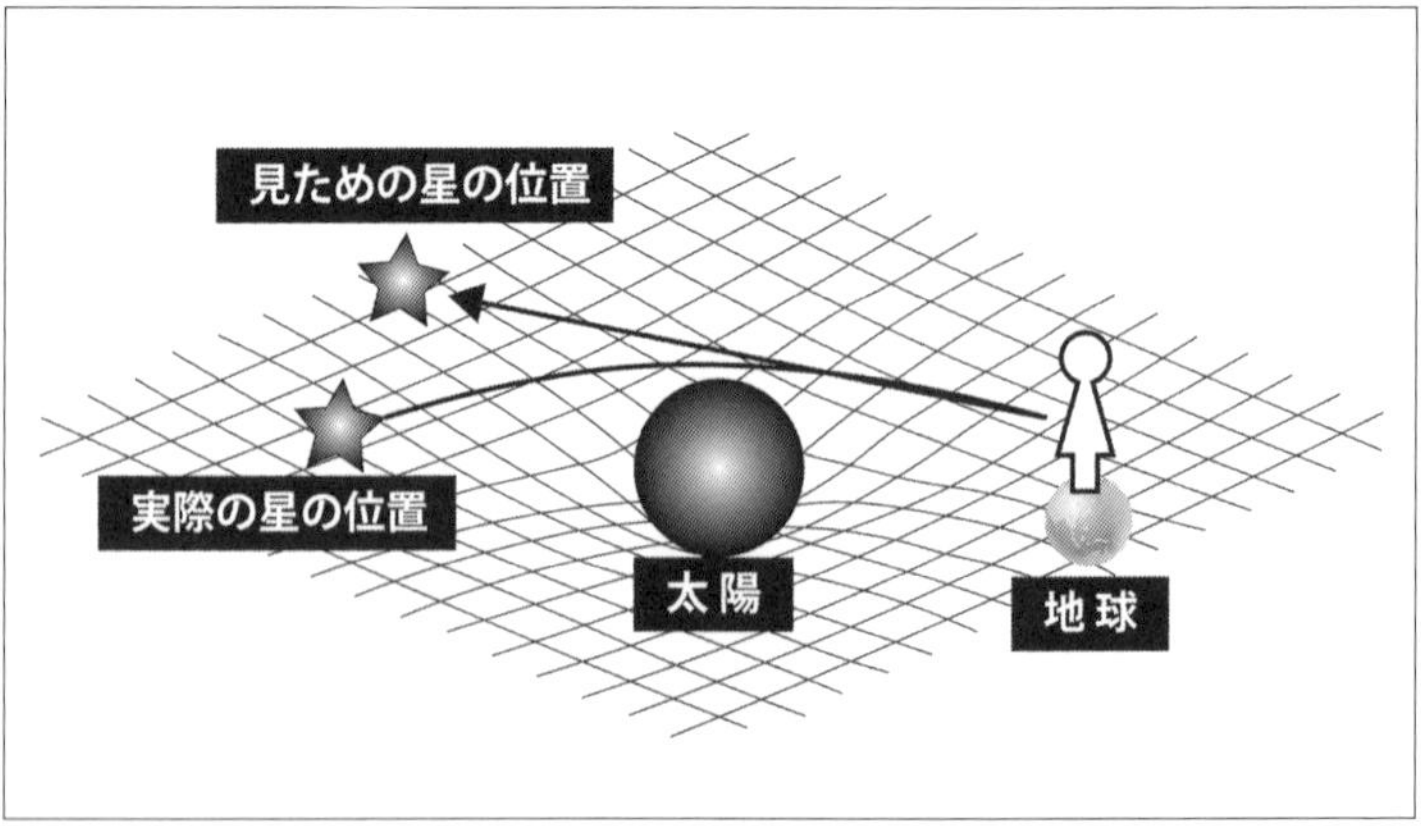

図15　一般相対性理論では、質量の大きな太陽の近くでは空間がゆがんでいるとされる。ゆがんだ場では光も曲がって進むため、太陽の周りでは星が実際とは違った位置に見える。

ということで、宇宙レベルでも場がひずんでいる。ここまで考えて治療しないといけないわけです。

肉体を治すのではなく、「場」を治す

これまでの医学は、体を治すことばかり考えていました。「体を治すのが医学や。当たり前やないか」と思うかもしれないけど、要するに肉体を治そうとするのが今までの医学です。でも僕は違った考えを持っています。

簡単に言うと、金魚鉢の水がきれいだと、その中を泳ぐ金魚は元気です。濁った水の中にいて調子が悪い金魚は、まず金魚鉢の水をきれいにすることから始めます。金魚を取り出して注射を打って、また濁った水の中に戻すようなことはしないんですが、人間の場合は、注射を打ったり手術をしたり何かして、またもとの場に戻している。これではぶり返すのは当たり前です。場を治しましょうということです（図16）。

水中でのウォーキングは不自由で歩きにくい。今の西洋医学だと、筋肉を鍛えて筋力を

アップしましょう、あるいは装具をつけてガーッと水をかき分けていきましょうということになるんですが、そんな努力をしなくてもいい。水を抜けば何もしなくても歩ける。水を抜くような治療をすればいいんです。場を治してしまえば、体は一切さわらずに全部治る。副作用はない。そういう発想が今の西洋医学にはないんです。

オーラというのがどうもあるらしい。昔から言われています。

人間の肉体があって、それを内側から順にエーテル体、アストラル体、メンタル体、コーザル体が取り巻いている（図17）。これを全部含めたのが人であると考えると、人間の肉体の部分は2~4%で、96%以上は外なん

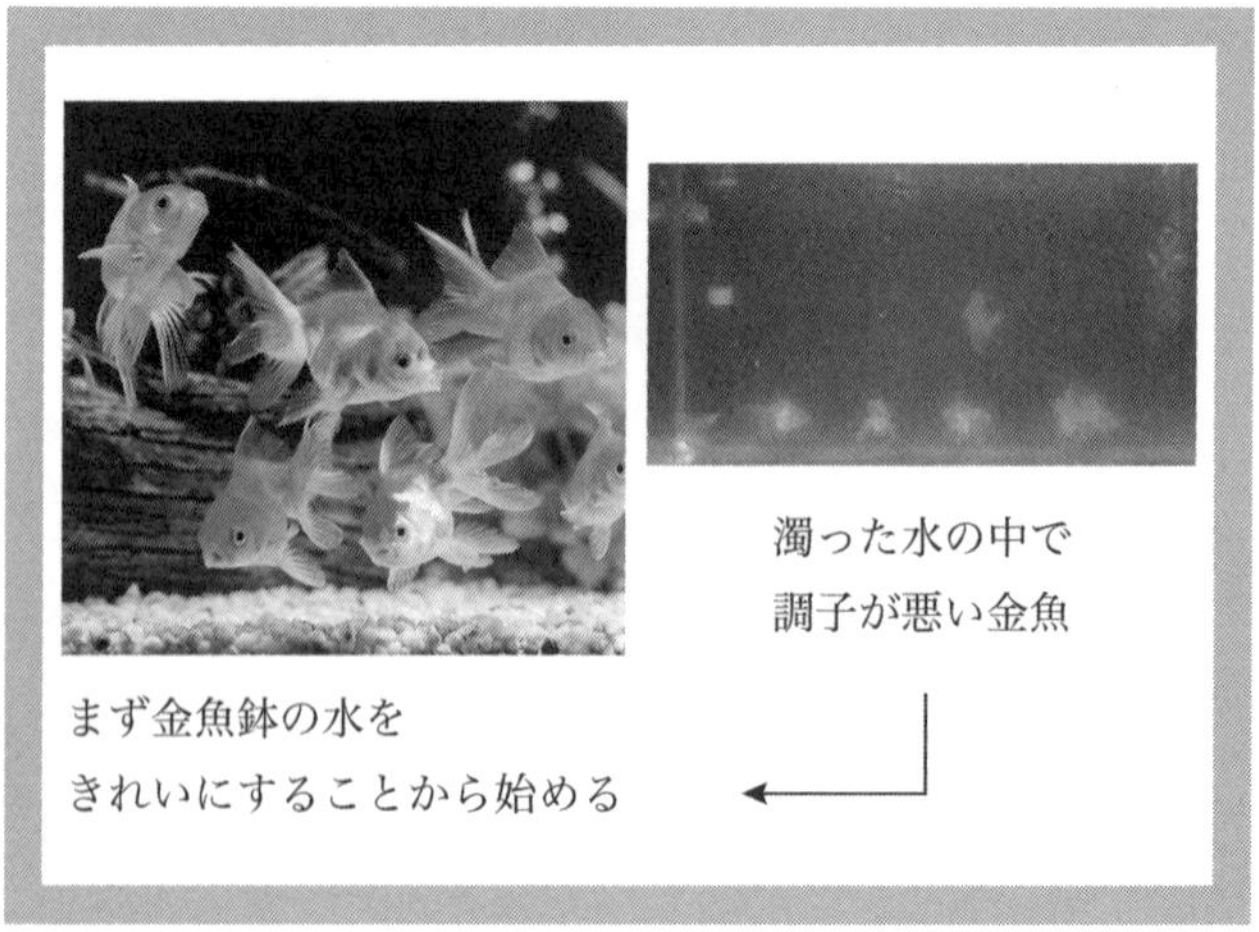

濁った水の中で
調子が悪い金魚
まず金魚鉢の水を
きれいにすることから始める

図16

です。水中で歩きにくいときに水を抜くのと一緒で、96％以上の外を治さないといけない。そしたら、痛くもなく簡単に治せるんです。

僕、さっき「体の外を治す」と言いました。これを言った人が昔の中国にいたそうなんですよ。道教の人が「人間の心は、体の中にはない。本当の体は、外側にある」と言っていたと。もろに外の環境を整えて治すということですね（参考『波動を上げる生き方』秋山眞人・西脇俊二著：徳間書店）。

僕は歯医者だから口の中を治す。個人的には歯の医療はすごいなと思っていますけど、波動を治す、何かほかの物質をポケットに入れていたら、治る可能性もあるわけです。もしかしたら、どこかの教会で買わされた壺が

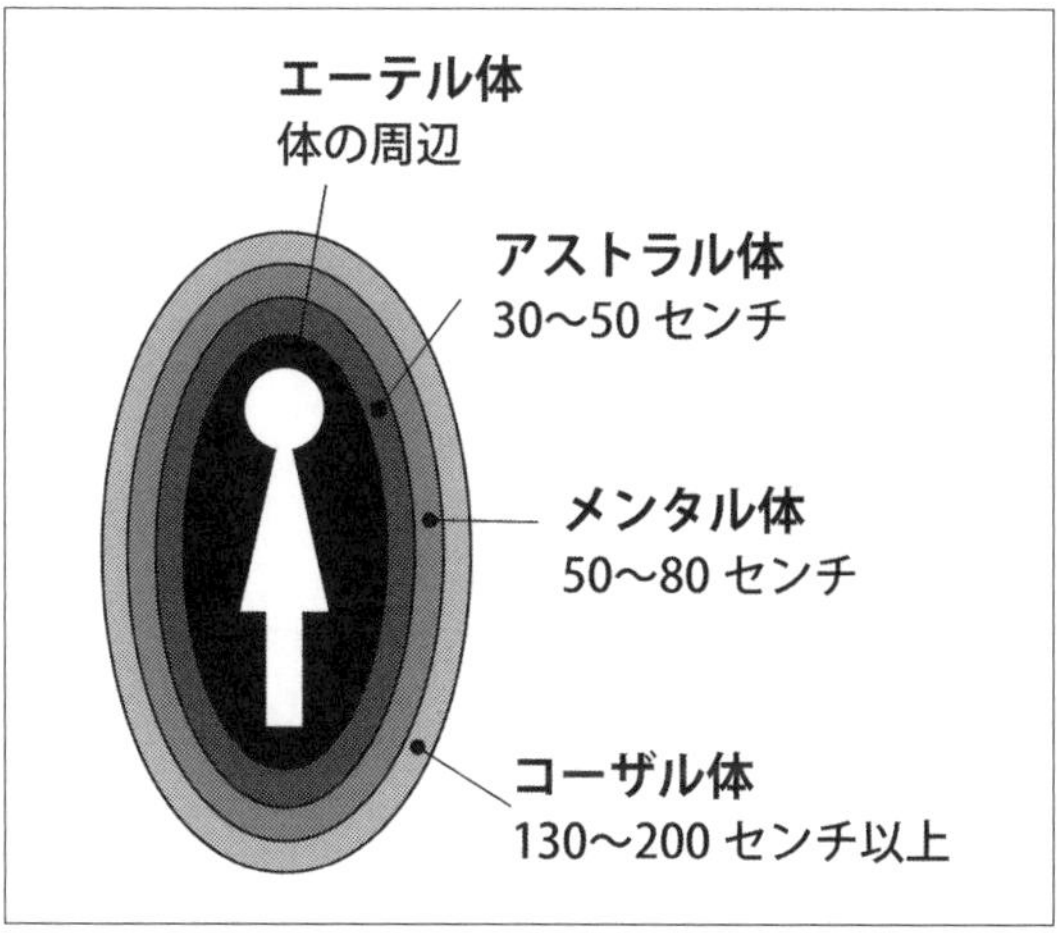

図17

効くかもしれない(笑)。

小林正学《まさのり》さん(岡崎ゆうあいクリニック院長)は、ご自分がガンになられたお医者さんです(図18)。西洋医学ではちょっと腑に落ちないというので、珍しいと言ったらいけないけど、そういう医学を日本中で探している先生です。うちにも来て、「久しぶりにリアルゴッドハンドと出会

小林正学さんは**藤井 佳朗**さんと一緒にいます。
2022年11月30日・

【リアルゴットハンド】

久しぶりにリアルゴットハンドと出会いました。
新神戸歯科の藤井佳朗先生。

歯を少し研磨するだけで身体の不調を治してしまう神技。歯科的なアプローチで場のエネルギーを変えていく姿を見て驚愕しました。

今日の診療を見学させてもらいましたが、一瞬でエネルギーが変わり、目の前の患者さんがみるみる回復してきました。あまりに凄すぎて、この患者さんは仕込みじゃないかと疑いたくなるほどです😅

藤井先生の世界観は腑に落ちたので、明日から見よう見まねで試してみます😎

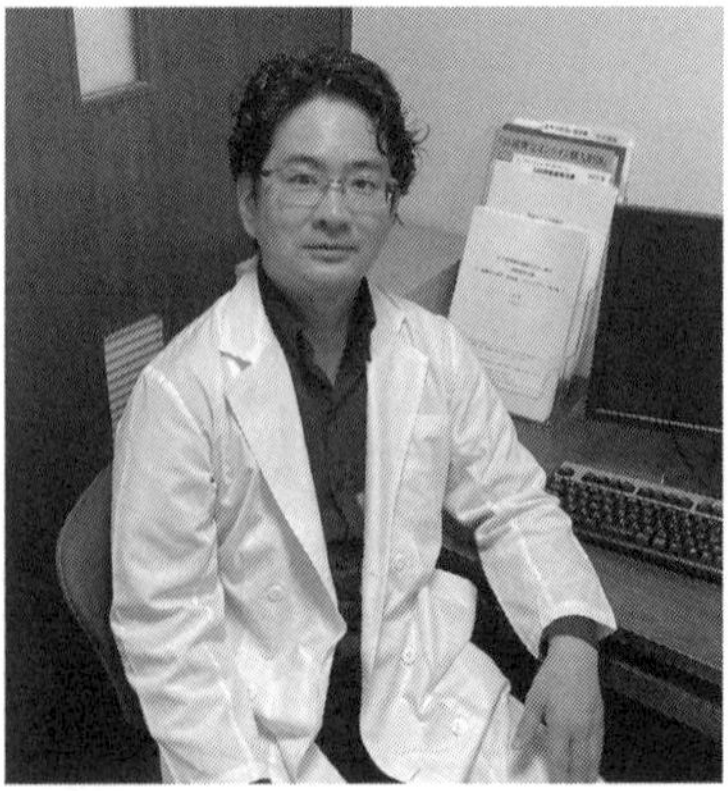

図18

いました。新神戸歯科の藤井佳朗先生」とSNSで書いてくれました。ほんとに実力があるんだけど世の中で埋もれている先生です。今も本を書かれていて、いずれそういう学会をつくりたいと言われています。

宇宙と地球、両方の叡智・エネルギーを体で受ける

さっきは場を見ました。それで治ったからいいんですけど、場を整えただけでは何かうまくいかない。

さっき宇宙と言いました。宇宙の叡智があるんです。それはゼロポイントフィールドとか、アカシックレコードとか、クオンタムフィールドとか、量子場と言われているんですけど、そういう何かがあるはずだ。

アカシックレコードは、「宇宙の図書館」と言われて、過去から未来までの情報が全部入っている。全てのものがあるアカシックレコードとゼロポイントがなんで一緒になるのか、こう思っちゃいますよね。ゼロポイントのゼロというのは、世の中、右翼もいれば左翼もいる。赤があれば白もある。全部足したらゼロになるということなんです。全てがあ

るところはプラスマイナス・ゼロ。だから、ゼロポイント。ゼロポイントとアカシックレコードは実は一緒で、これを体とつないだら健康になれるということです。

外のオーラを整えて、ゼロポイント、アカシックレコードとつなぐ。そうすると、高次元の情報がおりてきます。高次元の情報が来ると戦争も起こりません（図19）。

アカシックレコードはこういうものではないかというイメージ図です（図20）。

僕は行ったことがないからわからないですけど、うちに来た患者さんで、臨死体験した人がいるんです。画面にアカシックレコードのイメージ図が2つありますが、たしか左の図のようだったと言っていましたから、そういうものなんでしょうね。

オーラを整え、宇宙の真理（ゼロポイント・ゼロポイントフィールド・アカシックレコード・アカシックフィールド・量子場）、そして地球の叡智と身体をつなぐことこそ、治療の基本である。

図19

ドクタードルフィンこと松久正先生からいただいた図です（図21）。ゼロポイントがあって、松果体に入ってくる。さっき、デモ治療で腕を後ろに引きました。これは松果体が悪いと動きにくいんです。上は宇宙の叡智。松果体。下は地球。骨盤がフラフラになります。

僕はさっき骨盤と肩甲骨と言ったけど、あくまでも西洋医学的に言えばそうだという話であって、本音を言えば、第3の目（眉間のあたり）が開いたということになる。

でも学会では言えないです。神様、神様と言う先生がいて、学会の人から「頼むから神様と言わんといてください、先生」と言われて、サムシング・グレートということで手を打ったらしいけど、言えないんですよ。ほんとは第3の目が開いたと

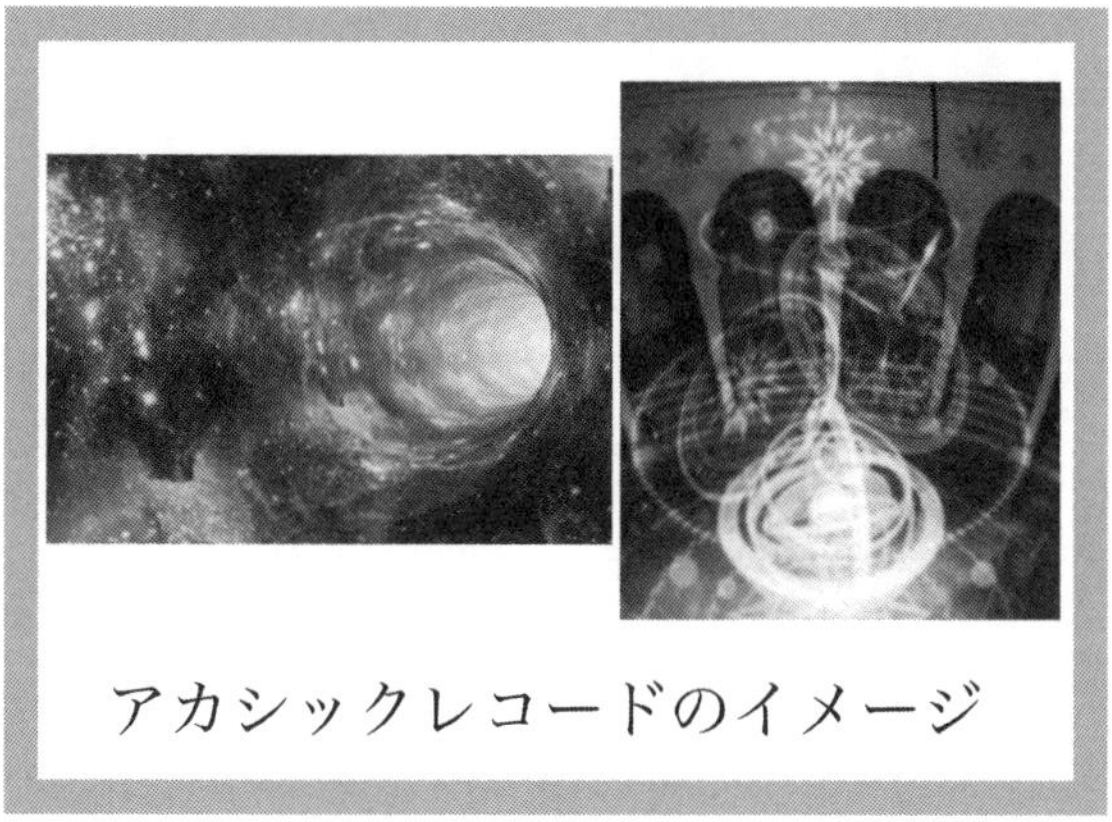

図20

言いたいんだよね。
第4の目があるらしいんですよ。昨日、ちょっと霊がかった人がいて、第4の目が頭頂の後ろあたりにあると言う。「そこをちょっとやってみようか」と言ってやったら、見え方が変わったと言う。普通だったら目で見るんだけど、頭の上から下を見ている感じになってきたと言う。第4の目がある、そんなことをその人は言っていましたね。

天、宇宙のアカシックレコードとか、ゼロポイントとか、ゼロポイントフィールドと言われるところからの叡智が松果体に入ってきます。一方、地球からも上がってくる叡智、エネルギーがあって、両者を体で受けている。両者が合うことこそ天地人です。人がちゃんと天とつながり、地とつながっているのが、バランスがいい状態なんです

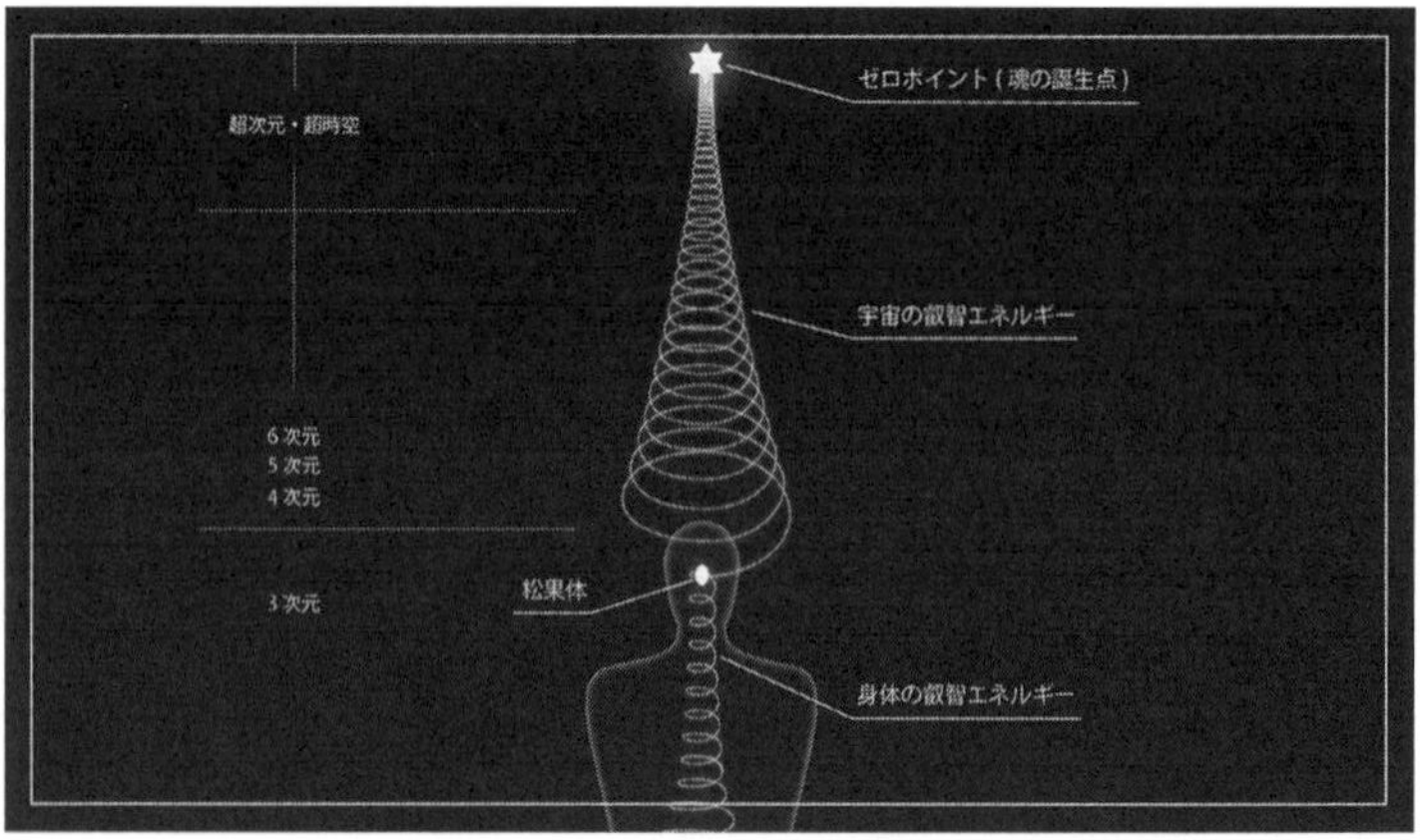

図21

（図22）。

「サムハラ」と書いてあります（図23上）。単独で示されたら読めない漢字も書いてありますが、これはもちろん「サ」「ム」「ハ」「ラ」という音に対する当て字です。

大阪のビル街の中に、小っちゃいんですが、サムハラ神社があります。この神社はほんとは岡山にありました。今でも岡山にあるんですが、それは祠《ほこら》になっちゃっています。ものすごく霊力が強い神様で、バチ、祟りもすごい。20人以上死んでいるため、日本の陸軍が潰してしまって、今は祠しか残っていないんです。

次が「サンバラ（三跋羅）」（図23中）。

「シャンバラ」は、桃源郷みたいなところです（図23下）。

オーリングテスト的に共鳴反応を見ると、サム

天地人

・宇宙からの叡智

・地球からの叡智

体で受け取る

図22

撡《サ》抬《ム》撡《ハ》揺《ラ》

古来、災厄除けの不思議な力があるとされる
サムハラの４文字

三《サン》跋《バ》羅《ラ》

サンスクリット語で禁戒・律儀などを意味する
仏の定めた戒律。

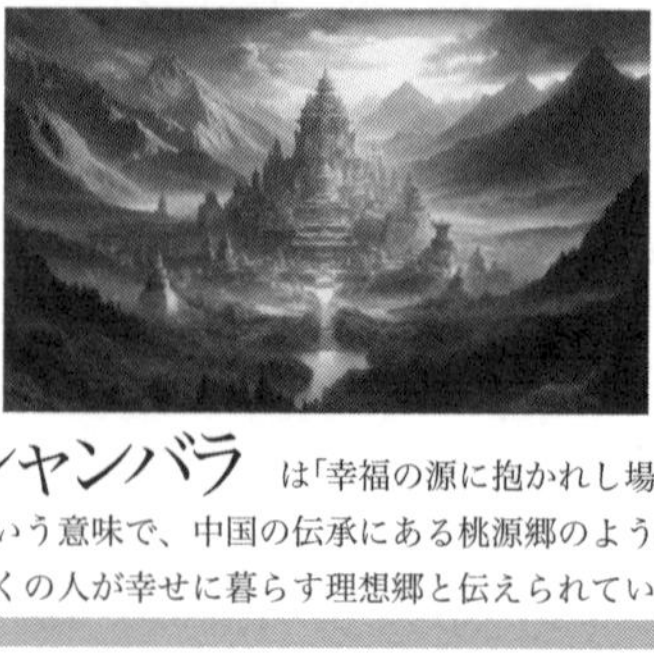

シャンバラ は「幸福の源に抱かれし場所」という意味で、中国の伝承にある桃源郷のように多くの人が幸せに暮らす理想郷と伝えられている。

図23

ハラは天、サンバラは人というか地上、シャンバラは土地、地心とつながっています（図24）。

今から1カ月ちょっとぐらい前に、僕は50社ぐらい神社を回ったんです。気づいたのは、本殿があって、みんなそこで拝むんですが、あれは挨拶程度。横にある小っちゃい神社がすごい力を持っているらしいんです。中には祠みたいなところに石が置いてあるだけのところもあったんですが、「あれはすごい霊力が出ているよ」と言われて、「へえー、そうなんだ」と思いました。本殿はあんまり霊力がないと言ったらかわいそうだけど、ご挨拶ぐらいにしておいて、周りにすごい神様がいるんです。日本には八百万《やおよろず》の神様がいますからね。

神社では、御幣《ごへい》をシュッ、シュッ、シュッと振って、「かしこみ、かしこみ申す」とか、祝詞《のりと》を

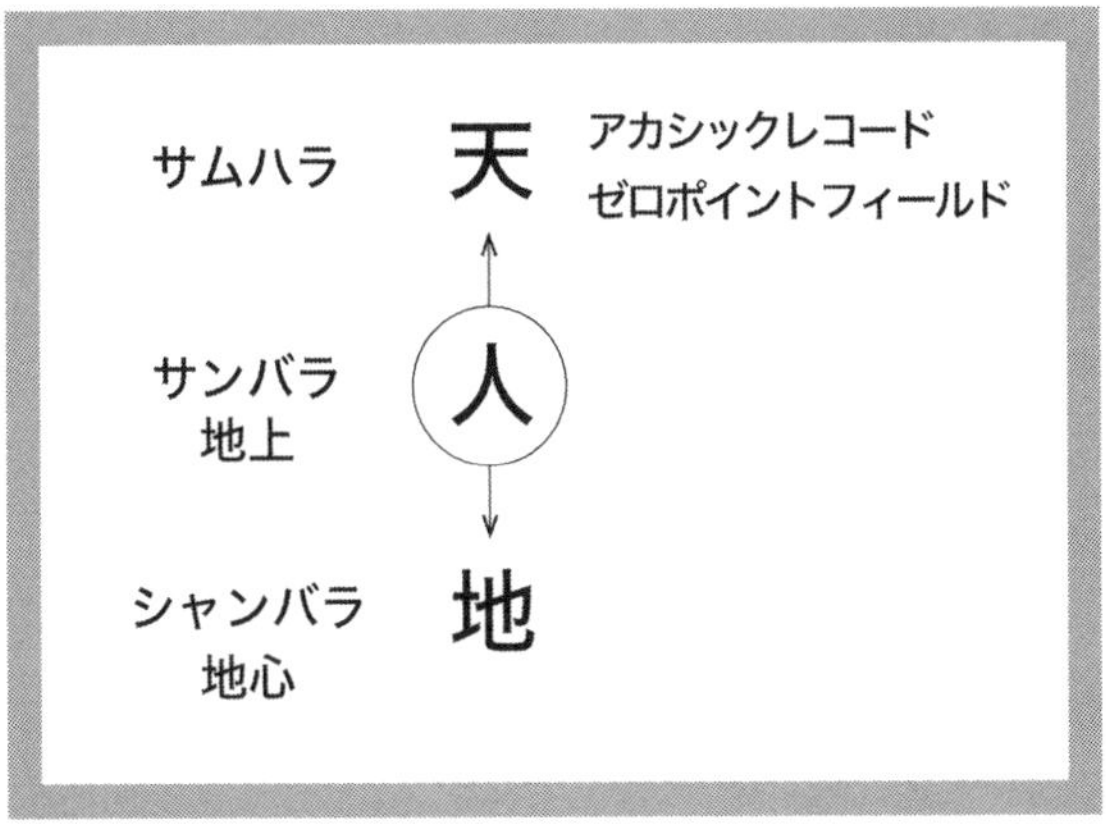

図24

唱えます。あれは一体何をやっているのかよくわからなかったんで、最初それを研究しようかなと思っていたんですが、祝詞とか、神呪《しんじゅ》とか、あるいはインドだったらマントラがあって、「オーム」「マーム」「ナムオーム」とかやっている。そういうのがサムハラ、サンバラ、シャンバラとつながっているということです。

「サムハラ、サンバラ、シャンバラ」は強力です。強力につなぎます。

鐘をついているところです（図25）。鐘の中に人が入ったら、中でボワーンとなる。これも実は歯に大事なことです。西洋医学でいくと、人間の頭蓋骨《ずがいこつ》は鐘みたいなもので、歯をカチカチとしたらボーンと鳴って、その振動が真ん中に集まってくる。真ん中は脳幹で、生命にとってすごく大事

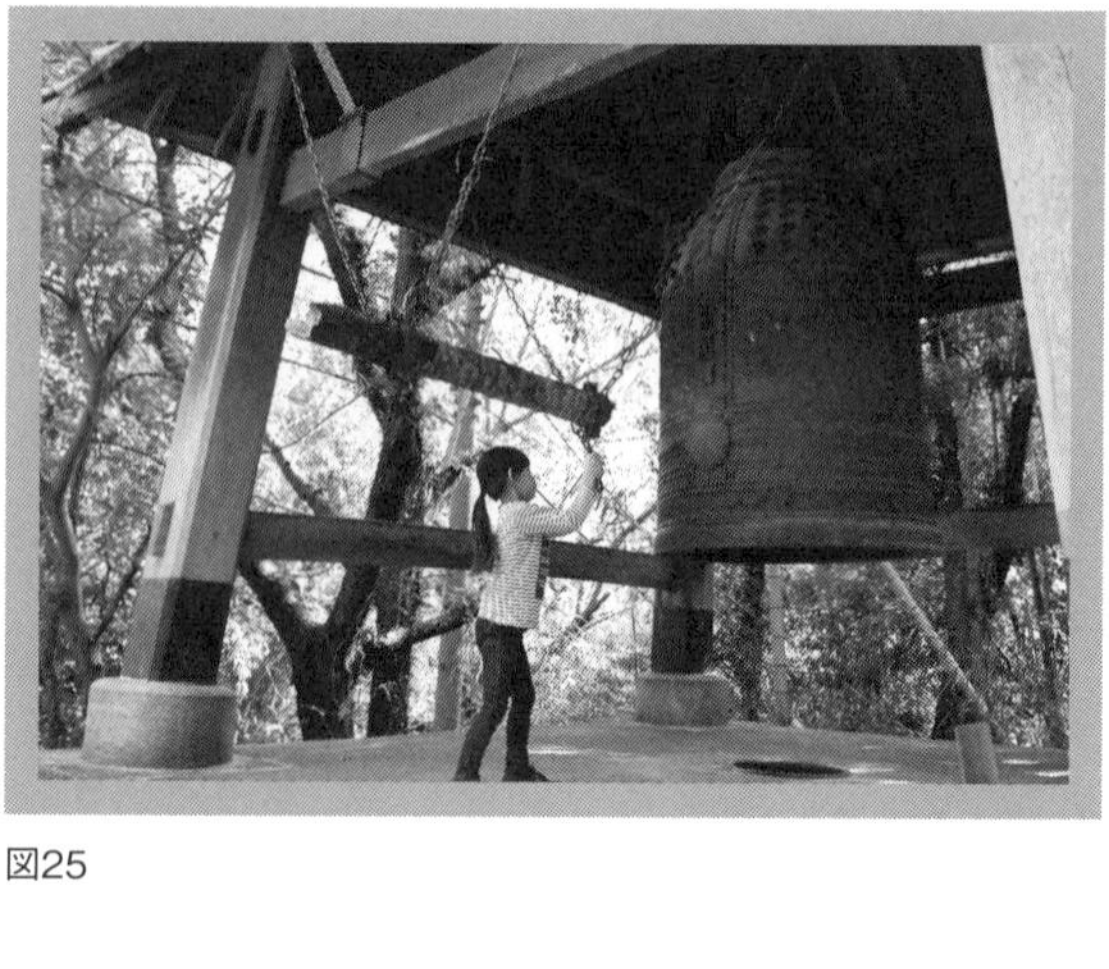

図25

なところです。脳幹にきれいな波動が入ってきたらいいんだけど、音が変で、乱れた波動、例えば変に強くなった波動が入ってきたら、脳幹がやられて呼吸困難になったり、脳幹出血を起こすらしいんです。脳幹出血が起こったら、中だからもう助けようがない。あとは祈るだけ。そんな危険なこともある。そのぐらいカチカチという音は大事なんです。

ここまでは西洋医学でもなんとなくわかるんだけど、ここから先はまた後で言います。もっと恐ろしいことがある。

これは脳幹です（図26）。こういうところに影響しているわけです。

松果体もあります。松果体をちゃんといい状態で維持しようと思ったら、カチカチの音をちゃんと

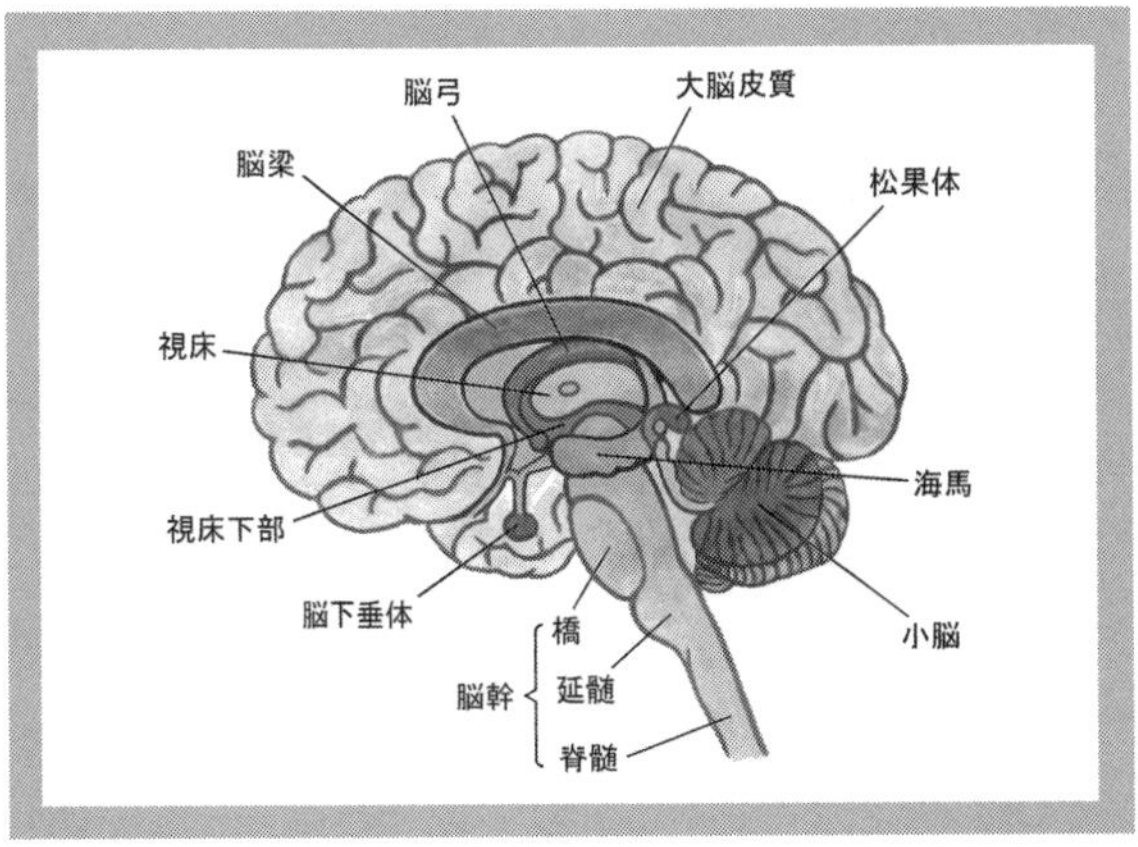

図26

ときれいな波動にしておかないとダメです。「あんた、松果体が開いておらんやないか。ジンギスカンの肉を食え」とか言う人もいるけど、カチカチの音がちゃんとしていなかったら、いつまでも脳幹が機能しない。宇宙からの叡智が受けられないわけです。

僕は、簡単に松果体を活性化させるには、お日様を見てくださいと言っています。まぶしいから目をつぶっていいです。第3の目のあたり（眉間）で見てください。そうすると、松果体が元気になります。あるいは、高濃度のケイ素水を第3の目に塗ると非常にいいです。

ダメなのは、フッ素と水銀と有害電磁波の3つです。歯のアマルガムはなるべく取ったほうがいい。ただ、取ったときに飛び散って、それを吸ったら、体がもっと悪くなる。取り方があるんです

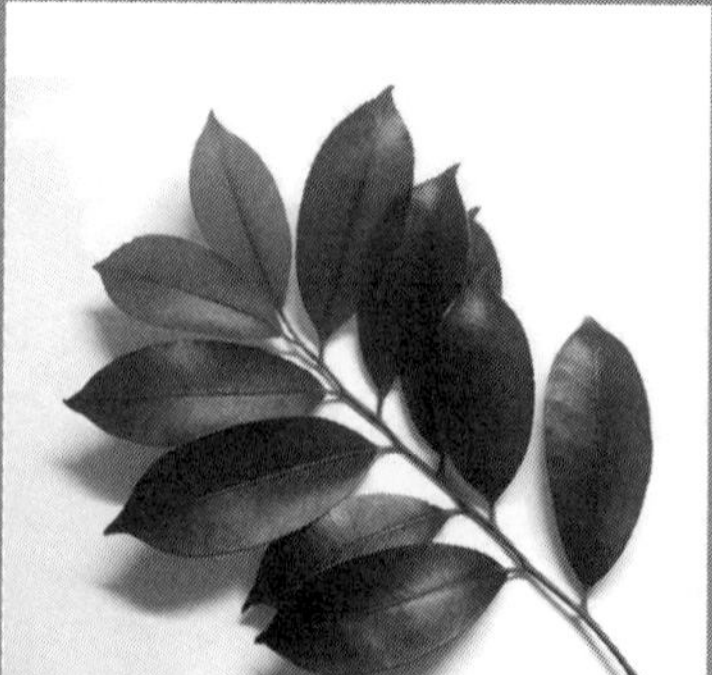

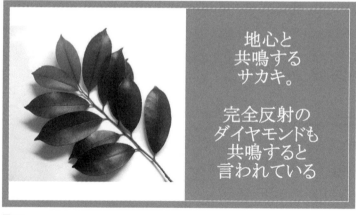

地心と
共鳴する
サカキ。

完全反射の
ダイヤモンドも
共鳴すると
言われている

図27

（88ページ・ケース11参照）。

これは榊《さかき》です（図27）。榊がわりと地球からの影響を上げてくれるんです。ある本によると、アルカダイアモンドと呼ばれていますが、完全反射のダイヤモンドがいいそうです。地心と共鳴すると言われています。でも、値段が高い。

僕は、榊がなんで神様のところに飾ってあるのか、わからなかった。何か意味があるだろうと思っていました。僕、山口県の長門《ながと》のほうまで行ったんです。長州。「何かあるはずだ」があのへんにあった。結論が榊。これだったら安い。アルカダイアモンドの何千分の一で手に入る。

セミナー会場でのデモ治療〔2〕〇Mさん・女性
潜在意識のブロックが口をあけにくくしている

藤井　口をあけにくいというか、口をあけるのが嫌だということですね。さっきの例（29ページ・デモ治療1）は、力を入れれば腕が後ろにいくけど、そうしたくないという状態でした。同じように、力を入れたら口があくけど、あけたくない。あけたくないということを素直に認めてあげないといけない。

立って肩幅ぐらいに足を開いてください。力、入れてよ。一、二の三。(右側からOMさんの骨盤を押す。OMさんは動かない)この感じを覚えてください。

口、あーんして。(右側から骨盤を押す。OMさん、グラつく)この感じ、わかるよね。座って。

これは口をあけたときにバランスが悪くなるから、体によくない。よくないから口をあけたくないだけ。これをムリやりあける努力をしちゃいけない。口をあけても体に異常が出ないようにしてあげればいい。

「開口障害」だと言って、「開口訓練しろ」とめちゃくちゃなことを言う医者がいる。「嫌なんだからやめておけ」です。腕が上がらない人に「四十肩だ五十肩だ」と言って、「上がらないなら、アイロンを持って振り回せ」なんて言う医者もいる。無茶させるなよ。自分の体が「嫌だ」と言っている。だから上がらなくなるんで、上げたら余計悪くなる。

ホットヨガに行ったら痛みがなくなるらしくて、腕が上がる。だけど翌日になったら痛くてしようがない。そんな患者さんが時々来ます。腕を上げてストレッチしていいのは、腕を上げたときに骨盤を押しても動かない人。上げたときバタンと倒れる人は無理に上げちゃいけない。上げても動かないようにしてあげればいい。

（OMさんの右腕を後ろに引く）やわらかくはない。

（左腕を後ろに引く）こっちはやわらかいですよね。左右差が出ていますね。

（右腕、左腕をそれぞれ上に上げる・OMさんの体の周りの空間でオーリングテストを行う）

（体の前で右腕を左側に引き、左腕を右側に引く）左側のほうが曲がる。この人は右側が後ろも前も動きが悪いわけです。

まず肩甲骨をやりますね。

以前は、はじめから歯をやっていたんです。だけど、さっき言ったみたいに、なるべく宇宙に近づけてやらないといけないことがわかったんで、まず宇宙からということです。

これはわずかな治療です。（OMさんの歯を治療）

こうしておくと、曲がるようになる。（右腕が前後とも治療前よりスムーズに動く・会場から歓声が上がる）

口、あけてみい。――口はまだやっていないんだけど、あくでしょう。

今からアカシックレコード、第3の目をやります。

ゼロポイントの波動と、ゼロポイントから情報が入ってくる空間の波動と、本人の松果

体の3つがあります。この人を見ていると、松果体はそんなに悪くない。（OMさんの眉間のあたりでオーリングテストを行う）

だけど、中間のところがいけない。宇宙の叡智が来ているんだけど、中間のところで乱れちゃっている。

（前列参加者B氏に協力を求める）こっちに立ってください。（B氏、右腕を上げてOMさんの左側に立つ）

押すから力を入れて。倒れないように足を開いていいから。（B氏の骨盤を押す。B氏は大きくはグラつかない）

それじゃ、こっちに来てください。（B氏、OMさんの眉間から斜め上の空間に向けて右腕を上げてOMさんの右側に立つ）（B氏の骨盤を押す。B氏は大きくグラつく）

中間が乱れている。宇宙の叡智はここまで来ているんだけど、ここで乱れてしまっている。乱れを取ってしまえばいい。そしたら、パーッと入ってくる。（OMさんの歯を治療）

OMさん、目は見えていますか。――目、パッチリしたでしょう。

口の中の治療で回復しちゃった。今、第3の目が開こうとしています。感じる？（OMさんの眉間のあたりでオーリングテストを行う）

OMさん　（顔をしかめる）

藤井　時々こういう反応をする人がいるんです。口がワーッと曲がったり、そういう人、いますよ。この人、潜在意識が何かをグッと抑えているタイプなんです。言いたいことがあるんだけど、言い出せない。こういうときに出てくるんです。後でギャーと泣くかもしれない。泣いたときは泣かせておいたほうがいい。泣いたら全部飛んでしまうから。

ＯＭさん　（泣き始める）

藤井　ほら、出てきた。泣いたほうがいい。胸にしまった何かがある。それを私は聞かないけど、大泣きしたほうがいい。大泣きしてください。宇宙、アカシックレコードとつながると、こういうことが起こります。短い人で45秒ぐらい、長い人は3時間ぐらい泣いている（笑）。3時間も診療所で泣かれたらかなわへん。僕がいじめているみたいやねん。いじめとんのとちゃう。自然に出てきただけ。

こういうふうに潜在意識が出てきます。それが口とかを動きにくくしているんです。こうやって泣いて治ると一番いいけど、ヘタにやったら、精神科の変な薬を飲まされたりして、たまったもんじゃないんで。泣いちゃったほうがいいです。

だいぶ出たか。スッキリしてきた？　口、あけて。

ＯＭさん　（驚いた顔で）はい。

藤井　あき出したやろう。いいやろう。噛み合わせ、よくなったやろ。（ＯＭさんの体の

周りの空間でオーリングテストを行う）

はい、いいよ。オーケー。ありがとう。（会場拍手）

こうやって宇宙とつなぐと、泣き出す人がいるんです。ギャーッと泣かれたら、僕らはもう慣れているけど、最初はびっくりするね。「俺、何かやってしまったのか」と思っちゃう。大抵の場合、悲しくて泣いているんじゃない。宇宙とつなぐと、抑えている何かがバーッと出てくる。泣き切ったほうがすっきりする。

でも、ちょっと涙をためるぐらいの人はいっぱいいるけど、バーッと泣き出すのは100人に1人ぐらいです。皆さんは今日ラッキーです。僕らは何千人と治療してきて、こうした経験は1回、2回じゃないんで、よくわかっていますけどね。

セミナー会場でのデモ治療〔3〕MHさん・男性
先端がガタガタしている歯が体に影響する

藤井　「腰痛がひどい」ということですが、どういう姿勢が一番痛いでしょうか。――左右のねじりが同じぐらい痛いと。座ってください。自分の歯ですか。

ＭＨさん　入れ歯はありません。

藤井　わかりました。診てみましょう。

（ＭＨさんの腕を前後、左右、上下に動かそうとする）動かない。不動です。上にも上がらない。きついですね、これ。若いころからだいぶムチャしてきましたね。動かないですね。

ＭＨさん　体力に自信があったんです。

藤井　体力に自信のある人はムリして、年配になると、かえって悪くなる。そういう人はよくいます。私もそうです。富士登山競争9年連続山頂コース完走で、サブ4（4時間以内で完走すること）達成。今から考えたらアホです。そんなめちゃくちゃしたら心臓をやられてしまう。体力に自信があるとそうなっちゃうんですね。

ちょっと診てみますね。

（ＭＯさんの眉間から斜め上の空間でオーリングテストを行う）第3の目は開いていますね。

（ＭＯさんの胸から下の周りの空間でオーリングテストを行う）ただ、下から上がってくる地球の叡智《えいち》が全然ダメです。年配で倒れたら怖いから、今回は骨盤を押すのはやらないけど、多分ガタガタです。

天地人のうちの天はいい。地のほうがよくない。かたいのが原因なんですよ。ほんとは肩とかが痛くてもおかしくないんだけど、たまたま出ているのが腰だというだけの話です。「あーん」してください。

よし、わかった。2~3本いきますかね。上を向いてください。すごいですね。全部自分の歯ですね。だけど、長く使っているもんで、先端がガタガタなんです。それが影響していて、丸めてあげないと。(MHさんの歯を治療)

これで少し動くかな。ご年配やからね。

(MHさんの右腕を後ろに引く)少し動きましたね。

(左腕を後ろに引く)だいぶ動きましたね。(会場から歓声が上がる)

(右腕を上に上げる)これは動きましたね。

(左腕を上に上げる)あ、いいですね。

(右腕を再度後ろに引く、1回目より腕が後ろにいく)だんだん動き出しましたね。年配だけにちょっと反応が遅い。

ちょっと立ってください。腰、回りますか。腰の感じ、どう?

MHさん　(立ったり座ったり、体を左右に傾けたり、腰を左右にねじったりする)

藤井　大丈夫ですか。——なんともない? ありがとうございました。お疲れさまです。

（会場拍手）

勝負、速いね。後でもっとよくなってくると思います。だんだんとよくなってくる。多分明日はもっとよくなる。

セミナー会場でのデモ治療（4）NMさん・女性
メガネを調整できないやつは歯科医をやめろ

藤井　次の方は視力が低下しているんですね。今この会場を見た感じを覚えておいてね。歯は頭蓋骨に植わっているんだけど、この方、メガネをかけていますね。メガネは当然、頭蓋骨をひずませたり何かするわけです。

ちょっと診ましょうね。腰、痛いの？　肩？　――右肩が痛いんですね。

（NMさんの右腕を後ろに引く）この人もかたいな。

左、いきましょう。（左腕を後ろに引く）左はやわらかい。明らかに右の肩甲骨。利き腕だからかもしれないけど、確かに日本人は右のほうがかたい人が多い。

ここでちょっとおもしろいゲームをします。

（NMさんの右腕を上に上げる）右、かたいね。

（左腕を上に上げる）左のほうがやわらかいね。

メガネ、取りましょうか。（NMさん、メガネを取る）

取った状態で少し調べますね。（右腕を後ろに引く）あんまり変わらないですね。

（右腕を上に上げる）若干やわらかくなるかもしれないけど、ちょっとかたいですね。

メガネを調整しましょう。「メガネを調整できないやつは歯科医をやめろ」と前に言ったことがあります。あんまり言うと怒られる。本人も「目が悪い」と言っているから、もしかしたらこのメガネが合っていないかもしれない。

（NMさんのメガネの調整に入る）これ、緑青《ろくしょう》とかついているから、だいぶ悪い波動が出ているはずだね。（調整しながら）こういう技術は入れ歯をつくる技術の応用なんですよ。入れ歯に使っているバネとかあるでしょう。このメガネが頭蓋骨を矯正する矯正器みたいなものなんです。レンズはかえられないんで、色の波動を光が通らないところに塗ってあげればいい。

——NMさんは頭蓋骨がちょっとずれているんでしょうね。左右対称にならないですものね。大体合ってきたんですけど、（2列目参加者にメガネを渡して）持っていてください。（NMさんの右腕を後ろに引く）こうすると腕が曲がり出す。波動だから。（NMさんにメガネを渡して）かけてみて。どう、見えぐあい変わった？――見えやすい。（NMさんの右腕を後ろに引く、次に左腕を後ろに引く）左のほうがやわらかい。

ちょっとかして。これをさらに遠くに持っていきます。（NMさんからメガネを受け取って会場の後方に持っていく）電磁波は距離の二乗に反比例するわけだから、距離を離せば当然効かなくなるだろうと昔は思っていたんです。この場合も、メガネを離してしまうと、（NMさんの右腕を後ろに引く）またちょっとかたくなるんですが、これはメガネの調整が不十分なんです。アルミホイルで覆っちゃっても電磁波というのは抜けてきます。この部屋でも携帯電話の電波が入るということは突き抜けてくるわけだから、これはまだ調整ができていないということです。（メガネをさらに調整する）

これだったらどうかな。（メガネを再度、会場の後方に持っていく）基本的にはメガネがアメリカにあって、患者さんが日本にいても、できるはずなんです。（NMさんの右腕を後ろに引き、次に上に上げる）やわらかくなった。肩、痛みが消えてきましたか。（メガネを戻して）ではメガネをかけましょう。さあ、どうですか。見え方は変わりましたか？

NMさん　（うなずく）

藤井　これで目の状態がだいぶよくなったと思います。ただ、これだけで終わったらかわいそうだから、もうちょっと診てあげる。せっかくだから診てほしいよな。

じゃ、グラウンディング、診てみましょうか。立って肩幅に足を開いて。いくよ。一、二の三。（右側からNMさんの骨盤を押す）こっちはそうでもないな。ほんというと前後もやるんですよ。

（左側から骨盤を押す）こっちは弱いね。

座ってください。これはちょうど第1チャクラが弱いから、ふらつくんです。

「あーん」して。（歯を治療）歯が結構ガタついているな。

今度は「いー」して。はい、「あーん」してください。オーケー。立って肩幅に足を開いて。左が弱かったね。こっちからいくよ。（左側から骨盤を押す）動かなくなった。どう、楽？――楽になった。よく見えるようになった？

NMさん　（うなずく）

藤井　お疲れさまでした。（会場拍手）

だから、メガネの調整もできないような歯科医には行かないほうがいい。

（会場の参加者に）目、覚めた？

よし。次、行くよ。

歯が体を潰す

藤井　今までは、どっちかといったら、歯でよくなりました、万歳、万歳という話ばっかりですが、裏を返せば、変な歯医者が手を出したら何が起こるかということは言っていません。言うと怖くなってくるんだけど、歯は治りましたよ、だけど体はぶっ潰れましたよということになりかねないんです。

ところが、歯で体がぶっ潰れた場合に、患者さんが歯で潰れているとは思わない。だから、歯が原因なんだけど、歯科医以外の病院に行く。でも治るわけがないんです。ほじくり倒されて、ヘタをするとメスを入れられて終わり。治らない。

また動画を見てもらいましょう。

症例の動画紹介

〈ケース11〉自分以外の霊魂が入った!? 様子がおかしくなってしまった歯科医を元に戻す

〈動画：うつろな目をし、おぼつかない足取りで部屋中をうろうろ歩き回る男性〉

この人、同業者、歯科医なんですよ。緊急で来たんです。

目がおかしいやろ。歩き方も変やろ。完全に「あっち」の世界にいるよね。

歯をちょっと治療しました。

〈動画：部屋をスムーズな歩調で歩けるようになり、笑顔を交えて話ができるようになった男性。まるで別人のような雰囲気〉

これは翌日の朝です。

10年ぐらい前に鬱病をやっとる。さっきのような状態でもし薬漬けになったら、原因がわからないから永久に廃人です。本人も「自分でなかった」と言っているから、多分自分以外のもう一つの霊魂が入ってきていた。それが自分の体を支配しているから、多分自殺するでしょうね。鬱病になったときに防がないといけないのは自殺だと言うけど、外から入ってきたやつが勝手に殺しちゃうわけだから、防げないですよ。歯を治療したときに、自分を支配していたもう一人の自分が飛んでいって、本来の自分が戻ってきた。

前歯のところの頭蓋骨が割れていて動いているんだけど、歯をつながれたから、動けなくなっちゃって脳脊髄液《のうせきずい》が回らなくなった。これは西洋医学的なことだけど、別の視点で言うと第3の目が閉じた。本人も額のあたりがピチッと閉じたと言っていました。第3の目が小さくなるとかそういうことはもちろん西洋医学じゃ言えないけれども、こういうことも歯科では起こり得る世界なんです。いいぞ、いいぞ、ばっかりじゃないんです。

あまりにも怖がりすぎて、ちょっと元気がなくなってきましたか？

〈ケース12〉隣の人が携帯電話を使うだけで具合が悪くなる――アマルガムの除去

さっき言ったアマルガムも見ておいたほうがいい。

この人も気の毒な人で、何か変でしょう。

（動画：歩き方がぎこちなく、20センチほどの段差を、手で何かにつかまらないとふらつき、しゃがまないと昇降することができない）

（口をアルミ箔で覆う）遮断しているんじゃなくて、電磁波に干渉しているだけです。通

り抜けはするからね。（再度、段差を昇降。手で支えなくても昇降できるようになった）
この人はまだネアカだからいい。ネクラだったらヤバイ。
（動画）
藤井「全然違いますな。やっぱり歯が原因かな」
患者「私はそう思ってここに来たんですよ」
藤井「歯が電磁波を吸うとったんやね。携帯電話を近づけても、何か振動が嫌なんだよね。今、金属が入っている中で一番怪しいようなやつから取っていこうね」

——バスに乗って、隣の人が携帯電話を使っただけで一日調子が悪いという。

どこの歯が有害電磁波を集めているか診断しています。オーリングがパカパカ開くところに集まっているんです。

——右上の一番奥の歯が一番反応が大きい。小さい金属なんだけど、アマルガムという、水銀が入っていて金属の中でも体に悪い金属です。これで松果体がやられる。

（動画：アマルガムを除去する治療）

——ただ取ればいいというものじゃない。画面のように防護しないといけない。取るときに熱が出るので水銀が蒸気になる。その蒸気を吸ってはいけないから、掃除機みたいなものをつけてブワーッと吸っているわけです。

（動画）

藤井「感じ、変わりました？」

患者「頭がスッキリしてきた」

藤井「どう、歩き方？」（足だけで段差をスムーズに昇降する。携帯電話を近づけても気分が悪くならない）

「当たりや。よかったね」

この人の場合、ゴマ2粒ぐらいの大きさのアマルガムです。それで体が全部パー。これから社会の電磁波状況がよくなることはない。悪くなる一方です。アマルガムだけじゃなくて、いろいろな金属や、金属以外のものでも有害電磁波を集めてくるものがあるから、そういうものを上手に取らないといけない。上手に取った後にまた電磁波が集まるようなものを入れたら意味ないので、そういうことが起こらないものをちゃんと入れないといけない。具体的に言うと、入れる金属を置いて、携帯電話を近づける。それでフラつくようなものを絶対入れちゃいけないです。

セミナー会場でのデモ治療〔5〕 IYさん・男性
目が見えにくいことと坐骨神経痛はつながっていた

藤井 「視力と坐骨神経」だそうだけど、どうしたのかな。

IYさん 目がちょっとかすんで見づらいのと、白内障の疑いもあると言われています。あとは、腰というか、坐骨神経痛が。

藤井 どうやったら痛いですか。

IYさん 今はほとんど痛くないです。だいぶよくなっているんで。

藤井 ちょっと前屈してください。——ああ、ちゃんといきますね。後ろは？後ろは大変か。わかりました。座ってください。視力は、さっき言ったように、第3の目を開いてあげたらスッキリしてくるんじゃないかと思います。私は病名は関係ないんです。（IYさんの右腕を後ろに引く）わりといきますね。

（左腕を後ろに引く）まあまあやわらかいですね。

（右腕を上に上げる）少し嫌がっていますね。

（左腕を上に上げる）いいですね。右が少しかたい。左のほうがちょっとやわらかいですね。
先に第3の目をやります。（ＩＹさんの顔前の空間でオーリングにより診断）ああ、ダメだ。松果体が機能不全になっている。今の診断を見てわかるように、私は空間を診ています。「あーん」してください。終わった後、ちょっとザラザラしますからね。（歯を治療）これはかぶっている金属なんですよ。楽にしてください。ちょっと開きましたか。

ＩＹさん　少し見やすくなった気がします。

藤井　見えてきましたか。――まだ少し甘いな。（ＩＹさんの顔前の空間でオーリングテストを行う）「あーん」してください。（歯を治療）楽にして。これでどうですか。見えてきましたか。

ＩＹさん　そのような気もします。

藤井　（ＩＹさんの眉間から斜め上の空間でオーリングテストを行う）もう一回します。松果体はよくなったんだけど、空間がまだよくない。「あーん」してください。（歯を治療後、先程と同様にオーリングテストを行う）こっちのほうがいいね。ちょっと変わりましたか。

IYさん　変わったような気がします。

藤井　これは天地人を合わせています。（IYさんの左右の腕を後ろに引く・左右の腕を上に上げる）やわらかくなりましたね。

IYさん　おお、いいですね。

（前屈、後屈をして）さっきよりいきます。後ろもいきます。

藤井　後ろも楽なんですね。坐骨神経痛、取れましたね。目が見えないのと坐骨神経はつながっていたということです。僕は第3の目をやったんだけど、結果的に坐骨神経も治る。ここの（腰の）レントゲンを撮ってどうの、こうのというのは全然お門違いの治療になるわけです。この治療は第3の目を開く治療です。そしたら治る。

お疲れさまでした。（会場拍手）

セミナー会場でのデモ治療〔6〕KTさん・女性
アトピー・アレルギーの原因は喉の炎症――舌の位置を調整して気道を開く

藤井　「アトピー、アレルギー」だそうですが、これはすぐには治らへんで。アトピー、消えませんからね。どんな感じなの。

ＫＴさん　もともとアレルギー体質でいろいろ気をつけていて体質改善したんですけど、数年前から何をやっても定期的に症状が出てくるようになってしまって。何か手がかりがあればいいなと思っています。

藤井　なるほど。わかりました。座ってください。

このパターンは、多いのが喉の炎症なんですよ。咽頭《いんとう》の部分とか、扁桃《へんとう》とか、あのへんの炎症が起こると、いろいろなところがアレルギーを起こしてくる。

鼻うがいをしろとか言う人がよくいるでしょう。Ｂスポット療法（上咽頭に直接薬を塗布する治療法）とかあるんだけど、はっきり言って、すごく痛いです。痛くて続かない。

喉の炎症は喉が詰まるんです。喉にも症状が出ます？

ＫＴさん　出るときもあります。

藤井　気道が狭くなると炎症が起きる。鼻が通って、気道がちゃんと通れば、ここの炎症が消えてくる。そうすると、アレルギーが消える人が多いんです。

それかどうか調べてみますね。

（ＫＴさんの右腕、次に左腕を後ろに引く）同じようにかたいな。

今度は「バカ殿（アイーーン・歯を見せて下顎を前に出す）」をやって。

（KTさんの右腕を後ろに引く）やわらかくなった。

ということは、この人、気道が狭いということです。今、ムリやり気道を開いたんです。

水に沈んだ人がいたら、まず顎を前に出して、ハーッと人工呼吸で空気を吹き込む。だから、今、ムリやり気道を開いて確認したら、やわらかくなったから、気道が狭いということがわかったんです。

気道が狭いと炎症が起こるから、いろいろ悪い病気を起こす。

アトピーとか喘息はまずこれ。「バカ殿」で関節が動いたら、気道が狭いと思ってください。

非常に狭いのを開く方法がもちろんある。

例えば歯科だと、マウスピースをつくって、夜、顎を前に出した状態でマウスピースを入れたりします。睡眠時無呼吸症候群用のマウスピースは下顎を前に出した状態でかませます。確かに気道は開くけど、ムリに出しているので、顎が悪くなってくる。

CPAP《シーパップ》（睡眠中に専用マスクをつけ、気道に空気を送り続ける治療方法）も全くの対症療法で、全然根本治療になっていない。

「あーん」してごらん。上を向いて。矯正はしていないね。

予想どおり、あなたの場合、下の歯のアーチが狭くなっています。狭くなっているということは、それだけ舌が前に行きにくくて奥へ入っちゃう。そうすると、気道が狭くなるんです。

舌をちょっと出してあげて、しかも舌が上顎につくようにしてあげたらいい。出て、上へ行って、気道が開く。要するに、舌が前じゃなくて斜め上にいくようにする。

上にいくのを邪魔しているところの歯のでっぱりを丸めるというのが正しいかな。そうしてやると息がしやすくなる。

0・5ミリ出るだけで呼吸が全然違う。それを探します。これは西洋医学です。僕はまずは体、天地人を整える。全ての治療はそれからです。

（KTさんの体の周りの空間でオーリングテストを行う）

ちょっと心の病があるね。心の病が出ているのは、おっぱいとおっぱいのちょうど真ん中の第4チャクラ、心臓のチャクラです。

よくできたもので、心臓は「心の臓器」と書きます。上からの叡智と地球からの叡智がちょうど第4のチャクラで交差します。第4のチャクラがやられていると、うまくすれちがって通過することができない。

もう一つは、舌が上顎につかないと、そこでとまっちゃう。この2カ所がポイント。舌のほうはなんとかなる。

第4のチャクラは、心の病があって、それがなんなのか、申しわけないけど知りません。そんなの聞く必要はない。あれば自分で治せばいい。

（KTさんの体の周りの空間でオーリングテストを行う）

よし、わかった。人間MRI終わり。

ゼロポイントから松果体に情報が来る空間がやられている。「あーん」して。力を抜いて。

（歯を治療）犬歯と、ちょっととがっていた歯の裏側、舌側をちょっと丸めました。

（KTさんの右腕、左腕を後ろに引く）腕が後ろまで回っているでしょう。息をしやすくなってきましたか。

KTさん　はい。

藤井　気道が通ってくるからね。

気道が通ったはずで、鼻を通したつもりはないんだけど、患者さんはみんな「鼻がよく通りました」と言うんです。

今、天地人を通しておいたんで、あとは呼吸の治療に行きます。

天地人が終わってから、呼吸とか、鼻炎とか、枝葉《えだは》の問題に入ればいいわけです。

「あーん」してね。（歯の治療）

これはせっかくちゃんとした治療をしているのに、歯医者の先生がもうちょっと頑張ってくれたらな。

あなたも歯医者さんに行ったとき、「私、アレルギーがあって」と言わないといけない。もしかしたらその先生も治し方をちゃんと知っているかもしれない。

KTさん　一つ気になっているところがあって。金歯を入れてもらったんですけど、もしかしたらその下に合金が入っているかもしれないんです。

藤井　アマルガム（水銀が入った金属）を取ると言っていたのに全部取っていなくて、上だけ取って金歯を入れている、そういう人が時々います。

息を吸って。吐いて。——吐くときがまだちょっと甘いね。

「あーん」してください。（歯の治療）

息、吸って。息、吐いて。——このほうがいいね。わかる？

KTさん　はい。

藤井　多分これで通ってくる。そうすると、喉の炎症が消えてきて、いろいろなアレルギーが消えてくるはずです。完全に消えるかはわからないけど、鼻がスーッと通ったなという実感があればいいです。

はい、いいよ。お疲れさま。（会場拍手）

セミナー会場でのデモ治療〔7〕SSさん・女性
第4の目と共鳴している歯を探す・息を吐けない歯

藤井　頭痛、視力、姿勢の悪さ、側彎《そくわん》、子宮、卵巣、ホルモンバランスなど甲状腺、顎関節症とか、いっぱいあるの？　病気のデパート。一番つらくて、一番治したいところを言ってください。

SSさん　頭痛が一番。毎日痛み止めを飲んでいるぐらいです。あとは、先程の方のお話を聞いて思い出したのが鼻詰まりがずっとあるということと、今はあくんですけど、顎関節症で口があかなくなったことがあります。

藤井　今でもあきにくい？　そんなことない？「あーん」してみて。

SSさん　（口をあけて）音がします。

藤井　音がしてもええわ。関節は音がするから、音はあんまりに気にしなくていい。だけど、あかないとか、痛いとか、これは治さないといけない。

SSさん　あくのはあきますけど、フランスパンを食べると痛いです。

藤井　あ、ほんと。じゃ、ドイツパンにしてください（笑）。

　頭痛で困っているということですが、頭痛といったって、頭頂から肩にかけて筋肉が入っていて、その頭蓋骨についている筋肉の緊張がほとんどの頭痛の原因なんです。頭についている筋肉の緊張を取らないといけない。脳が痛いというのは大変だよ。脳腫瘍とかになったら、そんな頭痛薬を飲んで治るようなものじゃない。

（SSさんの右腕、左腕を後ろに引く）あんたもかたいな。今日の患者さん、みんなあかんな。肩凝りから始まって、もう見え見えですな。肩から背中を治さないと話にならない。

（右腕、左腕を上に上げる）こっちはまだいいですね。

（右腕、左腕を前に持っていく）左のほうがやわらかいね。

　アインシュタインは亡くなった後、すぐに火葬されなかった。あの人は超天才だから、あの人の頭がどうなっているか、みんな知りたかった。亡くなると、すぐに科学者があの人の脳を分析したんです。ところが、脳そのものは普通の人とそんなに変わらなかった。右の脳と左の脳を結ぶ脳梁《のうりょう》、ちょうどラムダ縫合《ほうごう》と正中矢状縫合《せいちゅうしじょう》の間（図28）ぐらいだと思うんですけど、そこが普通の人より発達していた以外は、普通の人と一緒の脳なんです。

　皆さんは若月佑輝郎《ゆきろう》先生（スピリチュアル・サクセス・ライフ・コンサルタント）を知

っているかな？　あの先生は、第3の目と、頭頂と、首の後ろから光が入ってくると言うんだけど、多分首じゃなくて、第4の目のことを言っているんだと思う。瞑想のときに、前を見つめて大きな光があることをイメージして、光が第3の目と頭頂と首の後ろから入ってきて、おなかで大きくなってバーンと出る、そんなことを言っているけど、僕は全然できないんで、できないなりにやります。

ちょっと立ってみて。肩幅に足を開いて力を入れて。（右側からSSさんの骨盤を押す）動かないよね。

第4の目を押さえると、（先程と同様に右側から骨盤を押す）ほら、コケるやろう。だから、第4の目と共鳴している歯を探せばいい。

座ってください。これは本邦初公開というか、今日の昼、気づいた。こういうことをする患者が

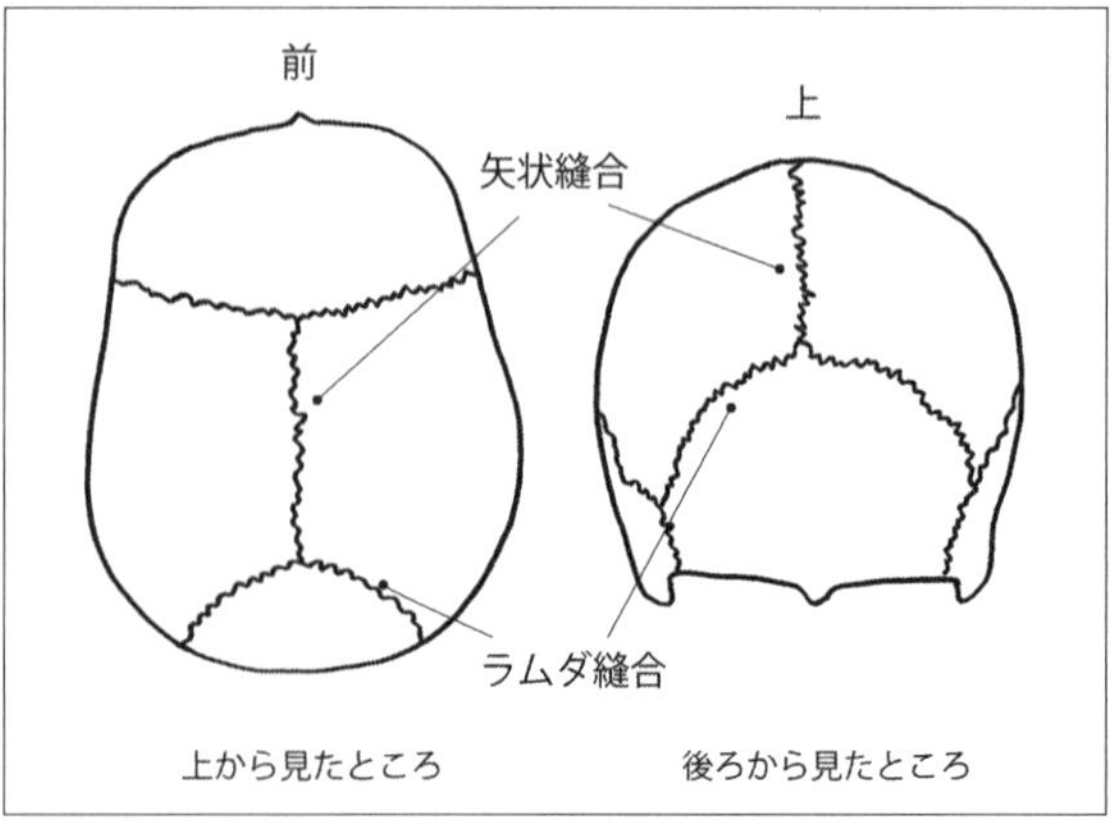

図28

多分いるんじゃないかなと思っていたんです。今日はあなたと会うために来たかも。

呼吸もしにくいですか。

SSさん　はい。鼻が詰まる。どっちかがずっと。でも花粉症はないです。

藤井　花粉症、「とっとと杉、切れ」だよな。杉を切れば治るんだ。

「あーん」して。（歯を治療）

診てみようか。（SSさんの右腕、左腕を後ろに引く）やわらかくなりましたね。これは第4の目です。第3の目は診ていません。

鼻、通ってきましたか。

SSさん　通ってきたかも。

藤井　まず息を吸ってください。

吐いてください。まだ吐く息が甘いね。吸うほうは吸えているんだけど、吐けない。そういう歯をしている。診れば「これは息、できないな」とわかる。「あーん」して。（歯を治療）

息、吸って。息、吐いて。――吐けたやろ。

SSさん　はい。

藤井　ついでに第3の目もやっておこう。

（SSさんの眉間から斜め上の空間でオーリングテストを行う）第4をやったら第3が悪くなってきた。隠れていたのが出てくるんです。隠れていることがあって、一つをやると、次が出てくるというのはよくあることです。往々にして次のやつのほうが悪いときもある。これを僕は「ロシアの人形（マトリョーシカ）」と言うんだけど、ポンとやったら次の人形が出てくる。こいつが前より悪いことがある。

（SSさんの顔前の空間でオーリングテストを行う）

「あーん」して。（歯を治療）

どうや。開いたか。

SSさん 開いたかはわからないけど、頭の痛かったところはなくなりました。

藤井 焦点が合ってきたとか、色が変わったとか、よく言うよ。

SSさん なんか視界が明るくなってきた感じがします。

藤井 それでいい。4つ目も開いているからね。

どうかな、完璧？

SSさん はい。完璧です。

藤井 じゃ、終わりましょう。お疲れさました。（会場拍手）

セミナー会場でのデモ治療〔8〕SAさん・女性
メガネの調整で、すごくよく見えるようになり、パワーが入った

藤井　どうしたんですか。
SAさん　すごい近眼で、ちょっとかすむようになって。
藤井　目、見えへんの？
SAさん　はい。
藤井　どのぐらい見えへんの？
SAさん　かなりです。
藤井　メガネがなかったら過ごされへん？
SAさん　そうです。
藤井　家にいてもしんどい？
SAさん　しんどいです。
藤井　じゃあ、まずメガネからね。今、問題なのは、目だけですか。歩くのがちょっと遅かったような気がしたんだけど。

SAさん　今日は目だけにしようかなと思って来たんですけど、歩くのがちょっと。

藤井　なんで歩くのが遅いの？

SAさん　高血糖で、軽い脳梗塞を起こしたんです。

藤井　うちの場合、目だけとかそんなの、ないんです。宇宙からやるわけだから、「どこだけ」じゃなくて、とにかく全身みんな言ってほしいんです。

今、見た感じだと、目よりも、歩きにくそうな感じのほうが気になりました。どのぐらい歩けるか、ちょっと歩いてもらえますか。（SAさん、歩行）歩くのが怖いの？

SAさん　怖いんじゃなくて……。

藤井　足が出ないの？

SAさん　足は出るんですけども……。わからないです。

藤井　何かサッサと歩けないよね。

SAさん　そうなんです。

藤井　まあええわ。座って。治ればいいんや。「治ればいいんやろ」で終わってまう（笑）。ごちゃごちゃ質問してくるやつがおるんやけど、「治ればいいんやろ」って。（SAさんのメガネを調整する）

（SAさんの右腕、左腕を後ろに引く）手を前に出して伸ばしておいて。

（右腕を前に伸ばす）僕があなたの腕を押し下げるから、腕が下がらないように力を入れて。いくよ。一、二の三。（ＳＡさんの右腕を押し下げる。ＳＡさん維持できず右腕が下がる）力が入らへんねん。

今度は左ね。（ＳＡさんの左腕を押し下げる。ＳＡさん維持できず左腕が下がる）これはパワー切れなんですよ。関節はまだ動くんだけど。

今まで関節可動域のチェックばっかりやってきたけど、これプラス、パワーチェックがあるんです。パワー切れすると力も入らない。足が出ないのも、足を動かす筋肉が動いていないんです。パワーが出るようにしてあげないといけない。だからといって、ウエートトレーニングをしたらいいというものでもない。例えば50馬力のクルマを１００馬力にしたところで、運転手がアクセルを踏まなかったら動かない。運転手は脳だから、「脳が動け」とやらないといけない。要するに気が回らないからパワーが出ないんです。

これをかけてください。（調整したメガネを渡す。ＳＡさん、そのメガネをかける）

感じ、変わった？

ＳＡさん　すごいよく見えます。

藤井　じゃ、手を出してください。力を入れて。（先程と同様にＳＡさんが前に伸ばした右腕を押し下げる。右腕は下がらない）ほら、もう違う。はい、反対。力を入れて。（左腕も同様の結果）ほら、落ちない。これだけで、もうパワーが入っている。せっかく来て、これだけで終わったらかわいそう。診てやらなあかん。メガネ屋じゃないんだ。
ここにいっぱいバー（歯を削ったり磨いたりする器具）が置いてあります。どのバーがこの人に合っているかによって、歯の状態が変わるんです。ザラザラしたやつ、つるっとしたやつ、いっぱいあるんだけど、どっちかというとザラザラしているんで、多分前歯。これもアカシックレコード系ですね。（SAさんの顔前の空間でオーリングテストを行う）
「あーん」して。（歯を治療）
これで歩いてみて。（SAさん、歩行）
ほら、歩けるようになる。ええやろう。わりと速く歩けるやろう。（会場から驚きの声）
座って。パワーはどうか。
SAさん、膝を上げて。僕が押すからね。（上げた右膝を押す）力が入っていますね。
左もやるよ。（上げた左膝を押す）こっちは力が入らない。まだこっちの腸腰筋《ちょうようきん》が弱い。
「あーん」して。（歯を治療）
上げて。（上げた左膝を押す動作を2回行って、左膝が下がらないことを確認。先程と同様に右膝を押し、比較のために再度、左膝を押す）もうちょっとだ。
「あーん」して。（歯を治療。上げた左膝を押す）だいぶ上がってきた。これで歩ける。

（SAさん、歩行）ええやろう。

SAさん　軽いです。

藤井　（着席したSAさんの体の周辺でオーリングテストを行う）あんた、いろいろなところが悪いな。

「あーん」して。（歯を治療）立って。ええ感じ？

SAさん　はい。

藤井　普通になったな。オーケー。いいです。終わり。席に帰っていいよ。お疲れさん。（会場拍手）

セミナー会場でのデモ治療〔9〕MKさん・女性
歯の詰め物（ジルコニア）を嫌がっている体の反応

藤井　首の根っこが詰まっている？

MKさん　呼吸がちょっとしにくいのと、目も疲れやすいのと、首の後ろのつけ根が何をやっても痛いというか、詰まっているんです。

藤井　左が？

MKさん　はい。

藤井　はっきり言って、これはすぐ治らん。これは首の表面じゃない。深いところにあって、ほんとしつこい。「頑固のガンちゃん」と言う。でも、ちゃんとやれば治るんです。

（MKさんの右腕を後ろに引く）あんたもかたいな。なんやねん、今日の人は。こんだけ病気の人が集まっていたら、ほかの人、気分が悪くなるよ。病気の波動の塊や。

（左腕を後ろに引く）ひどいな、これ。あなた、何歳ですか。これはもうおばあちゃんじゃないですか。

（右腕、左腕を上に上げる）でも、なんとかしてあげないといけないね。

立って肩幅に足を開いて。押しますよ。一、二の三。（右側からMKさんの骨盤を押す）

グラグラやな。

こっち（左側）いきますよ。力、入れてよ。（左側から骨盤を押す。大きくよろける）

座って。

上も下もガタガタ。調べてみましょう。場からいくか、それとも天地人からいくか。

――場が先ですね。（オーリングMKさんの体の周りの空間で行う）ここ（MKさんの少し右上の空間）ですね。

「あーん」して。

なるほど、なるほど。「あーん」して。（歯を治療）

（MKさんの体の周りの空間でオーリングテストを行い、右腕を後ろに引く）いったけど、まだちょっと不十分だね。

（左腕を後ろに引く）こっちは完全にいきましたね。

（右腕は）動いているけど、まだちょっと不十分ということは、天地人のほうか。

（MKさんの頭の周りの空間でオーリングテストを行う）ちょっと松果体が弱いですね。

第4の目は大丈夫ですね。

「あーん」して。（歯を治療）

あなたも目が悪そうだけど、見えてきた？　クリアになってきた？

MKさん　はい。

藤井　第3の目をやっているからね。
（右腕を後ろに引く）大分動いてきた。
メガネ、取ろうか。（MKさんメガネを外す）
このメガネ、動かせないところがある。なるだけいっぱい調節できるところがあったほうがいいんだけど、そうでなくてもなんとかするのが商売ですから。（メガネを調整する）かけてみて。変わった？

ＭＫさん　見え方が違います。

藤井　（ＭＫさんの右腕、左腕を後ろに引く）やっぱり「頑固のガンちゃん」やな。むしろ首の後ろにあるんだけど、反応は右肩に出ているんですよ。かばった反応が右肩に出ているんですよ。「あーん」して。（歯を治療）

ジルコニアみたいなのを入れられているね。これをすごい嫌がっている。（バーを替えて再び歯を治療）

――さあ、これで楽になってきたか。見えてきた？

ＭＫさん　はい。

藤井　（ＭＫさんの右腕を後ろに引く）少しよくなってきましたね。

（左腕を後ろに引く）いいですね。

（右腕、左腕を上に上げる）これで緩んで、オーリングが閉まっている状態だったら、ストレッチをやってもらっても構いません。

立ってください。片方の足を開いて。力を入れて。いくよ。

（左側からＭＫさんの骨盤を押す）コケないようになったな。きちっとつながりましたね。

（右側から骨盤を押す）いいです。オーケー。
お疲れさまでした。（会場拍手）

セミナー会場でのデモ治療〔10〕ISさん・女性
第8チャクラを整えて首をラクにする

藤井　症状を説明してください。
ISさん　肩凝り、腰痛、眼精疲労、太る。
藤井　その中で何が一番しんどいですか。
ISさん　今は左肩です。
藤井　（ISさんの右腕、左腕を後ろに引く）かたいな。
（右腕、左腕を上に上げる）肩の左右差は一緒ぐらい。
（右腕を前に持ってくる）これ、かたいな。（左腕を前に持ってくる）
ISさん　顔の左右差もちょっとご相談させてください。
藤井　よし、わかった。

立って肩幅ぐらい足を開いて。押しますよ。力を入れて。一、二の三。(右側、左側からISさんの骨盤を押す) 強くはないけど、バタッと倒れるほどじゃないんで、上半身に来ているんでしょうね。

空間と天地人。(ISさんの体の周りの空間でオーリングテストを行う) 空間優先やな。ここ(左上)の空間ですね。

さあ、どのバーが出てくるかな。よし、これだな。「あーん」して。(歯を治療)

(ISさんの頭上の空間でオーリングテストを行う) 変わってきましたね。わかった?

ISさん はい。

藤井 (ISさんの右腕、左腕を後ろに引く) 左が特にいいね。

(ISさんの体の周りの空間でオーリングテストを行う) 早くも第3の目が開き出した。

(オーリングテストを続けながら) 右の下(歯)が悪い。もう一回「あーん」して。(歯を治療)

もっと見えるようになってきた?

ISさん はい。

藤井 第3の目は眉間から斜め上に大体30度ぐらいの角度でアカシックレコードに行くんだけど、第8チャクラというのがあることはあるんだって。第7チャクラは頭頂で、第8

チャクラはさらにその上にある。これが崩れるということは、上を向きにくいということなんです。第8チャクラをやると、上を向きやすくなる。「あーん」して。（歯を治療）これで首が楽になっただろう？

ISさん　あれ？　すごい。

藤井　（右腕、左腕を後ろに引く）ああ、いいですね。（オーリングテストで確認）はい、オーケー。

ISさん　ありがとうございました。（会場拍手）

質疑応答

藤井　何か質問があったら聞きましょう。

参加者1　これは継続して先生に診ていただいたほうがよろしいでしょうか。

藤井　1回で全部済んだら、こんないいことはないんだけど、どっちかといったら、今日の体験会は、自分の症状が果たして歯から来ているかどうかを診るための治療みたいなものです。

僕らは時々お試し治療をやっているんだけど、全くお門違いなことでいらっしゃる人がいるんです。例えば腰をボンと打って「痛てえ」というのは、打った部分を治さないことには、歯では治らない。昔、打ったのが原因だとかいうのは、歯では治らないんです。

今日の人はたまたま全員歯が関係していたけど、自分の不定愁訴が歯から来ているのか、あるいは歯が関与しているかどうかを調べなかったら、おカネと時間のムダです。今日の体験会みたいに、「ああ、歯から来ているな」という結果が出た場合は継続していいのかなと思います。その後やって治らなかったら、金属を取ったりもしないといけない。今日は、歯を抜けないし、歯石も取れないし、金属も取れない。アマルガムがあっても取れません。それはここで治すのはムリなんで、そういうのはもうちょっと通院してもらわないと、1回で全部はムリです。

ただ、これで、もう治っちゃう人もいるんです。1回の治療後、電話して「どうですか」と聞いたら、「まだ効いていますよ」という人もいます。全部が全部そういうわけにはいきませんが、長年、自分が困っていて、歯をやったら治るかもしれないと思ったら、通う価値はあると思います。

参加者2　私は陸上競技をやっているんですけど、パフォーマンスを上げるというのも結構、関係するんですか。

藤井　何の競技をやっているんですか。

参加者2　100メートル走です。

藤井　市川華菜選手（ロンドンオリンピック代表）は私の患者です。あの人は「もう走れません」と急に電話をかけてきたんです。広島で日本選手権をやっているときでした。200メートル走に出場するというんだけど、体がガタガタやねん。全然走れない。ベッドに寝かしてバーッと歯を治療して、「どうや」「いける！」で行ったら、予選を1位で通りました。

パフォーマンスを上げようと思ったら、わかると思うけど、筋力じゃないんです。筋肉があんまりなくても、さっきお話しした運転手すなわち脳がちゃんとアクセルを踏めば動く。今日も筋力がない人、力が全然出ない人がいましたけど、別にウエートトレーニングをしなくてもバーッと力が出てくる。

スポーツは体でやるんだけど、筋肉隆々の人が勝つとは限らない。余分な筋肉があったら、むしろ重いだけ。最小限の筋肉を持って、その筋肉が100％動いたほうが強い。筋肉があると、体がかたくなっちゃう。結局、ウエートトレーニングでかたくなって、ストレッチでやわらかくしている、それを繰り返している。何、やっとんだ。はっきり言えばバカなんだ（笑）。

アメリカとか西洋は、競技の考え方が、筋力でバーンとねじ伏せてやろうという感じです。アメリカのメジャーリーグで活躍しているダルビッシュも大谷もすごい体をしています。彼らは体自体が外国人みたいにデカイから別だけど、日本人はそういうタイプじゃない。どっちかというと柔道の感じで、痩せていてもストンと相手を倒す。本来そういう形のほうが日本人には合っている。必ずしも外国人みたいな体に持っていく必要はないです。

骨盤を押されてフラついているんじゃ、全然あかんよね。シャンとしないとね。陸上競技をやっている選手が来たら、壁に手をついて、膝を曲げた姿勢で押しています。100メートルだったら、市川選手もそうだけど、「位置について。ヨーイ」で上げたときのおしりを押します。これがフラついていたらあかん。押しても強いように治療をやっていました。そんな感じ。

参加者3　今日治療された皆さんは、前歯以外はほとんど右側で、左側は1本だけでした。

藤井　あ、そうですか。僕、それは覚えていない。今日はたまたまそうなった。今日の患者さんが変。異常なんだよ（笑）。みんな右肩。

参加者3　治療では、アーチと咬合平面《こうごう》から突出しているところの角を丸めたという感じですか。

藤井　どこでもいいから、やらかいところをギュッと握って、首を右でも左でも思いきり向ける。向いた状態で手をパッと離すと、首がもっと動くのがわかります。ギュッと押さえられたらとまっちゃう。緩むと首がもっと動く。それが口の中で起こっているだけの話です。

これはオーソロスタティック・リフレックス（arthrostatic reflex）、日本語では関節軟部組織過緊張連鎖といいます。「軟部組織過緊張連鎖」だから、軟部組織（筋肉・皮下組織・皮膚など）に過緊張を起こさせる。※口の中は軟部組織と硬い歯がもろにぶつかっているから、絶対連鎖して過緊張が起こる。舌とか頬粘膜が過緊張を起こしたら、軟部組織にぶつかっている歯を丸めてしまえばいい。極めて簡単です。

問題は、整形外科の先生はオーソロスタティック・リフレックスを知っているんだけど、それが口の中で起こっていることを知らない。歯科医のほうはオーソロスタティック・リフレックスそのものを知らない。お互いが知らないんです。それがあかん。

知ればもうちょっと連絡をとり合えるんだけど、僕の場合、こういうことがあるということを整形外科の先生とか、リハビリの先生に発表する機会がない。医学部と歯学部に分かれちゃっているし、学会も分かれている。もっと交流できるようにしないと損です。

中には、医者は入れても、歯科医は入れない学会がある。これじゃ、話にならない。歯が体に影響していることを知らない人間が学会をつくるから、そういうことになるんだよね。そういう人間がまた学会のトップを占めているから、この連中の首をすげかえなきゃいけないいんだけど、いかんせん、上の人間のカバン持ちが次に上になる。それを繰り返しているだけだから変わらへんねん。何か爆発的なことでも起こして変えないことには話にならない。今はSNSがあるから、皆さん、今日起きたことをせいぜい、いっぱい書いておいてください。変わるかもしれません。

治らない、治らないと言うけど、今日の例を見てわかるように、結局「八百屋で魚」なんです。魚は魚屋に行けばすぐ手に入るのに、八百屋で手に入れようとするから手に入らない。魚屋が歯科医、八百屋が整形外科とかそういう診療科だと思えばいい。お互いに連絡があれば「八百屋で魚」という問題はないんだけど、この2つは意思疎通ができないね。

皆さんが草の根で「医療連携をやれ、やれ」と言うしかない。一生懸命SNSで書いてください。

参加者4　先生のホームページを見させていただくと、全国に先生の指導を受けた歯医者さんがいらっしゃいます。歯だけじゃなくて、歯から来ている体の不調も、自分の家の近くの先生に診ていただけますか。

藤井　僕の認定医を取っている先生は、体を全部チェックできる実力を持っているはずです。まずご自身の地元でやってみてください。

グラグラの歯をうちで抜く必要はないです。うちは保険がききません。ほかの歯科医でできることはそこでやってもらって、うちはうちでしかできないことをやりましょう、そういうことでやっています。

肩が痛いとかそういうものはもちろん保険がききませんよ。保険はまず病名ありきだから、歯科の保険病名に「肩凝り」とか「腰痛」と書いたら、「なんだ、これは。これは歯科保険治療では認められない」と厚労省が言ってくるから、自費治療でやるしかない。そんなのも壁なんだよね。まあいろいろあるみたいです。

時間になりましたので、今日はこれで終わります。お疲れさまでした。

※関節軟部組織過緊張連鎖について

関節感覚受容器には、type Ⅰ～Ⅳがあり、type Ⅰ～Ⅲは機械的受容器（mechanoreceptor）であり、typeⅣは侵害受容器である。

type Ⅰ、type Ⅱは通常で機能する受容器であり、姿勢感覚（位置感覚）は type Ⅰ、運動感覚は type Ⅰ、 typeⅡの機能である。また、typeⅢは活動時の筋反射抑制に局所的に作用し、typeⅣは関節になんらかの侵害刺激が生じた場合に作用する。

関節感覚受容器による反射は重要で、まずtypeⅠの機能として、関節静的反射（arthrostatic reflex）を起こす。これは動いていない関節に起こり、関節包・靭帯などの軟部組織の緊張に関与し、同側の関節に影響する。

関節静的反射が亢進すると軟部組織緊張増大・筋緊張増大、関節の遊びの減少が起こり、これらが広範囲で互いに影響を及ぼしあうと、関節軟部組織過緊張連鎖（arthrostatic hyper-reflex chain）が起こる。

逆に、関節静的反射が減少した場合、軟部組織や筋の緊張は低下し、関節の遊びの増大が見られ、関節軟部組織過緊張連鎖（arthrostatic hyper-reflex chain）が起こる。

橋田薫、関節運動学的アプローチ－博田法概論「理学療法学」２０１２年第39巻第４号、２７４ページより引用

第2章

万病、難病に
瞬間アプローチ！
驚異のデモ治療現場!!

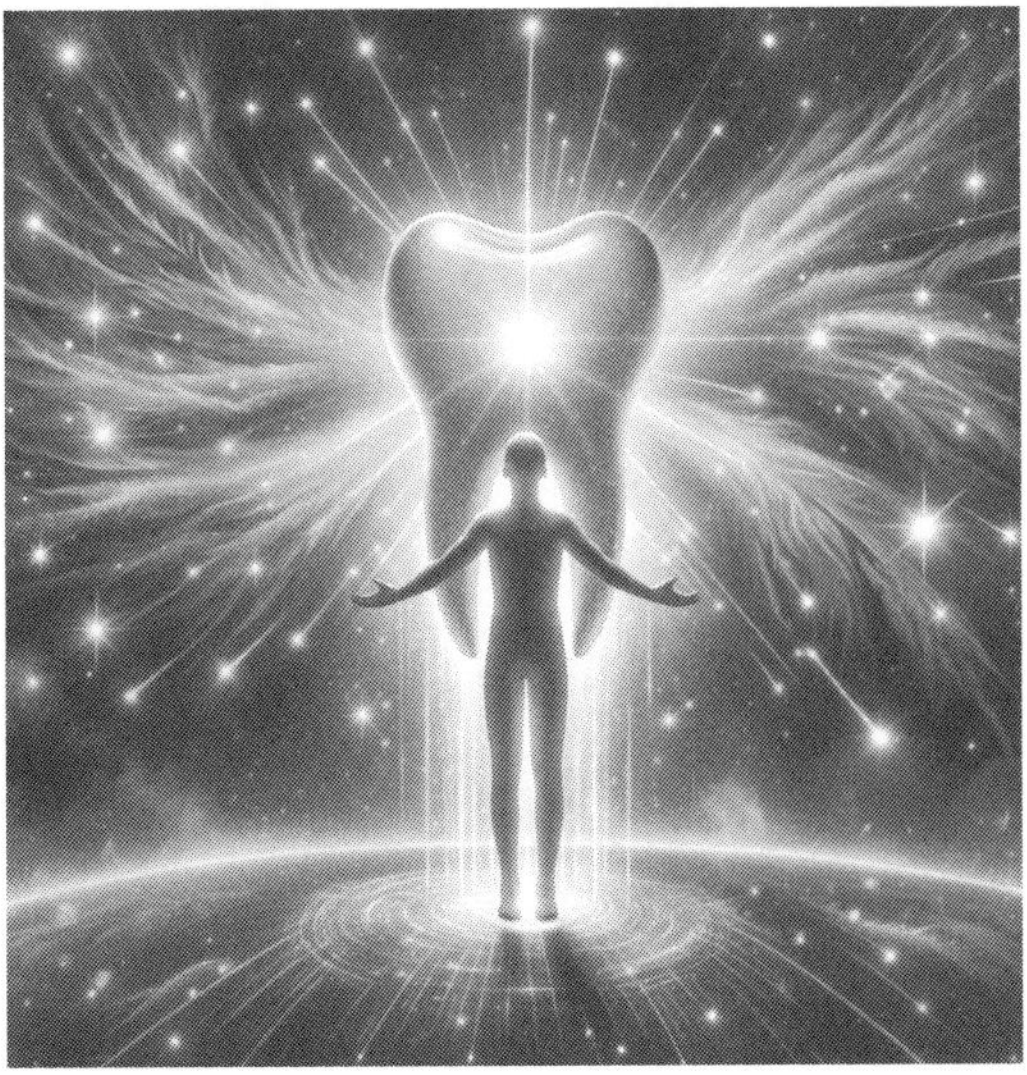

脳と歯と量子波（歯）⁉

脳歯科治療体験会セミナー

2023年4月9日（日）実施

司会　前回、一般参加の方々が「自分もぜひデモ治療を受けたい」ということで、その場で今回の日程を先生に詰め寄って決定したという異例の3回目開催となっております。
　藤井佳朗先生、よろしくお願いいたします。

藤井　どうもこんにちは。

　今日初めて参加の人は？――結構おるね。

『菊理姫《ククリヒメ》と聖徳太子「超」降臨！』（ヒカルランド）という本があります。作者は、まありんさんです。

　菊理姫は、ヒンズー教で言えばシバ神みたいなもので、創造と破壊の神様です。イザナミノミコトが火の神様を出産するときにやけどをして亡くなり、黄泉《よみ》の国に行く。イザナギノミコトがイザナミを追いかけて黄泉の国に行くんだけど、そこでイザナミがあまりにも見苦しい状態になっているのを目にして逃げ出してしまう。イザナギとイザナミはケンカになってしまうんですが、そのとき2人の間に菊理姫が入って、「まあまあ仲よくしなさい」ということで何かを言ったとされています。

　菊理姫がそのときに何を言ったかはいまだにわからないんですが、こういうことを言ったろうということがまありんさんの本に書いてある。ドクタードルフィンこと松久正先生もヒカルランドから『菊理姫神降臨なり』という本を出していて、菊理姫はこういうことを言ったと書いてある。2人の本を読んだら、全然違うことが書いてあるんです。どっちが正しいか。まあどっちでもいいんですが、まありんさんとこの間、淡路島に行ったときに、まありんさんから「石井社長がヤバイ。診てやってくれ」と言われたんで、石井社長を最初に診ます。何がヤバイんでしょうね。

セミナー会場でのデモ治療〈11〉ヒカルランド石井社長
骨盤と肩甲骨、空間の乱れをカラーセラピーで整える

石井　まありんさんからダメ出しをされました石井です。どうぞよろしくお願いします。

藤井　何がいかんのか、ちょっと診ましょう。

（石井社長の体の周りの空間でオーリングテストを行う）僕と一緒ですね。心臓が悪いですね。

（石井社長の右腕を後ろに引く）カッチンカッチンですね。

（左腕を後ろに引く）かたいなあ。

西洋医学的にいうと、背骨の周りが万病のもとなんです。背骨を真っすぐにしたいんだけど、背骨の上の肩甲骨と、背骨の下の骨盤がしっかりしていなければ真っすぐになりようがないんです。背骨だけ真っすぐにしようと思ってもダメです。まず骨盤と肩甲骨を安定させないといけない。

西洋医学的には骨盤と肩甲骨を安定させないと背骨は伸びない。スピリチュアル的には、額のところが第3の目、松果体で、松果体を活性化しないことには宇宙からの叡智が入ってこない。それから、グラウンディング。地球からの叡智が入ってこないとダメなんです。アカシックレコードとかゼロポイントフィールドから叡智が入ってきて、それが下においていく。地球の叡智が下から上に上がってきて、両者がちょうどの胸のところで通過する。そうやって天地人が成り立って健康になっているんです。

松果体が十分機能していないと肩甲骨周囲がかたくなります。このチェックは必ずします。

あとは、社長、立って肩幅ぐらいに足を開いてください。僕、押しますから、倒れないように力を入れてくださいよ。（右側から石井社長の骨盤を押す・左側から骨盤を押す。どちらもふらつく）全然あかんでしょう。グラウンディングもできていない。天も地もあかんねん。グラグラや。

これは確かにヤバイです。上のアカシックレコードからの気もあかんし、下からもあかんし、両方あかん。だから、まありんさんはヤバイと感じたんだと思う。「診てやってくれ」というのは、これを治せということだと思います。

まず天からいきます。松果体の機能を活性化して叡智を入れたいんだけど、阻害される原因が3つあるんです。1つ目は、松果体自体が弱っている場合。2つ目は、人間にはオーラみたいなものがあるんで、空間の波動が乱れて、せっかく飛んできている宇宙から叡智がブロックされちゃっている場合。3つ目は、見えないけれども、一番向こうのゼロポイントとかアカシックレコードとうまく共鳴できていない場合です。

それをオーリングで見てみます。（オーリングテストを行う）

松果体は結構いいんですが、空間が非常に乱れています。

（参加者C氏が石井社長の左横に立つ。藤井氏、左側からC氏の骨盤を押す。C氏は動かない）こんなものだね。

（C氏、石井社長の斜め左前に立ち、右手を真横に伸ばす。右手がちょうど松果体とアカシックレコードを結ぶ線を横切るような状態で、藤井氏が左側からC氏の骨盤を押す。C氏グラつく）完全にコケるやろ。

だから、ここの場（眉間から斜め上・アカシックレコードを結ぶ空間）が乱れている。

宇宙の叡智が来ているんだけど、乱れた場が宇宙からの叡智の波動を乱すのです。この場の乱れは、見たってわかるわけじゃない。恐らく機械で測定もできない。だけど、人は今みたいに感じるんです。今みたいに第三者を介してやれば、どこが乱れているかすぐわかる。

一遍にバーッと治したらおもしろくないんで、理屈を言いながらやりますね。

（ある音の再生）これは音です。こういう音の波動が出ています。

同様に、色には色の波動があります。この乱れた場は、本来ゼロのところ、例えばマイナス5だとします。ここにプラス5の波動を与えたら、干渉を起こして消えちゃうわけです。

緑だ。（先程のC氏、石井社長の斜め左前に立ち、緑色カラーペンを持った右手を真横に伸ばす。藤井氏、左側からC氏の骨盤を押す。C氏は動かない）これでコケなくなるわけよ。緑色を取り上げてしまって同じように押します。——コケる。

Cさん、もう一度緑色を持って立っていてください。（石井社長の右腕を後ろに引くと先程よりも大きく動く）動かなかった腕が動き出すわけです。

石井　えぇーっ。

藤井　これがカラーセラピーの原理です。カラーセラピーは別に間違いじゃない。あれはあれで正しいです。ただ、ここの空間にずっと緑色をぶら下げておくわけにはいかない。

石井　緑の風船を持っているとか。

藤井　服の色でもある程度はうまくいきます。

（石井社長の右腕を横に伸ばして、そのまま持ち上げる）また戻っちゃっている。

今から空間の乱れを取らなきゃいけない。今さっきは色で消したけれども、僕は歯科医だから、これで終わったら歯科医の役割は何もない。

前回もお話ししましたが、歯は一本一本がハープの弦みたいなものです。ドレミファソラシドとなっている。そうすると、この空間（石井社長の眉間より斜め上の空間）と共鳴している歯があるわけです。この空間が本来とは違う波動になっているとすると、それと共鳴している歯を本来の波動になるように変えてやったら、この空間も本来の波動になる。この乱れている空間と共鳴している歯を今から見つけます。

（先程の空間でオーリングテストを行う）右の下の前歯部《ぜんしぶ》みたいですね。

そこの歯の形をちょっと変えます。乱れた波動を出しているのを、本来の波動を出すように変えたらいいんで、めちゃくちゃ削りまくるとか、痛い目に遭わせる必要はない。歯から出る波動が変わったら終わりなんです。バーを見つけてチョイチョイとやれば変わりますんで、僕の治療は大体2～5秒ぐらいで終わることが多いです。

社長、施術ベッドの上に寝てくれますか。一応厳密にやります。肩はさっき大体わかったんで、骨盤、仙腸《せんちょう》関節、股関節を調べます。

（石井社長の右足を伸ばしたまま持ち上げる）全然上がりませんね。

（左足を伸ばしたまま持ち上げる）かたっ。骨盤ガチガチ。

（右足の膝を曲げる）これ、痛いですか。

石井　大丈夫です。

藤井　（右足の膝を曲げたまま外側に倒す）ガチガチやね。何もできへん。

（左足の膝を曲げる）痛いですか。大丈夫？

石井　大丈夫です。

藤井　（左足の膝を曲げたまま外側に倒す）左はまだ倒れる。右のほうがガッチンガッチンやね。

仙腸関節が両方とも悪いし、右の股関節がガタガタ。それで、肩甲骨が両方ガタガタ。もう全く宇宙も地球もあらへん。まありんさんは多分これを予言して「このままだとヤバイぞ」と。もしかしたら崖っ縁かもしれない、落ちたら終わりっていうやつ。困りましたね。何か知らんけど、淡路島でまありさんとたまたま会ったんで。

石井　すごいですね、まありんさん。

藤井　（石井社長の歯を削る）チョチョッとです。ほとんど何もやっていないです。歯はかたいからそう簡単に削れません。
じゃ、椅子に座ってください。
（石井社長の右腕、左腕をそれぞれ後ろに引く）
（右腕、左腕をそれぞれ上に上げて頭のほうに倒す）
やわらかくなりましたね。（会場から「うわー、すごい」の声）
石井　みんなびっくり。
藤井　これで多分宇宙から叡智が入ってきています。社長、見えるようになりましたか。
石井　明るく見えるようになりました。
藤井　第3の目、シバの神様が見つめる目がある。2つが3つになるんで見えるようになるんですよ。視力が低下していると言って強いメガネをかけている人がいるけれども、3つ目の目が開いていない人が多いんです。普通に見てもわからないからね。「ここに3つ目の目があるんだ」と言ったって、「どこにあるんだよ」と。解剖したってわかるもんじゃない。でも、あるんです。
仙台市の丸山修寛《のぶひろ》先生、電磁波の研究をしている医師の先生だけれども、4つ目の目があると言う。4つ目の目はどこにあるかというと、頭の後ろ。後頭部にラムダ縫合という

「人」字形の縫合があるんです。ラムダ縫合と矢状縫合のちょうど交点（１０２ページ・図28参照）に４つ目の目があって、ここを開いたれというわけです。

「ここを開いたらどうなるんですか」と言ったら、視野が左右に大きく広がって、頭頂の上のあたりから人を見ているような感じになるんだそうです。

第４の目が発達している人は、ラグビーとかサッカーで活躍する選手だそうです。あの人たちは自分のプレーをしながらも周りが見えていないといけないから、視野がブワーッと広がっている。第４の目がものすごく発達した人は、サッカーとかラグビーで大成するんです。彼らはみんな、自分がボールを持ちながら、遠くの選手が見えている。すごく広く見えているらしいです。だから、時々わからんことをやる。なんでここに選手がいることがわかるのかと思うようなところにポーンとボールを出す。あれは第４の目で見ているんです。

正中矢状縫合でわかるように、脳は右脳と左脳の２つがあります。右脳と左脳は脳梁《のうりょう》でつながっています。20世紀最大の物理学者アインシュタインは、脳が普通の人とほとんど変わらない。ただ、脳梁が違った。右脳と左脳のつながりがちゃんとしていると天才になる、ということは前回お話ししました。これがずっと行って後ろの第４の目に入る。それと共鳴した歯を狙えば天才になるかもしれません。

（歯を削る）さあ、変わってきましたか。サッカー選手の感じ、わかります？

石井 かなり見える。（両腕を大きく開いて）あ、この辺ぐらいまで見える。

藤井 見える範囲が横へブワーッと広がりましたか。

石井 視野が広がります。

藤井 人間には目が2つじゃなくて4つある（3つ目は松果体すなわち第3の目）。これはほんとの話や。

3つ目の目が開いたから、上とつながってきました。僕も心臓がよくないんで鎌倉のドルフィン先生（松久正氏）の治療を受けていて、おととい行ってきました。せっかく行ったから、向こうの従業員を僕が治療しています（笑）。

ドルフィン先生が治療するんだけど、空間が整っていないと十分効果が出ない。患者さんの中でも、「いいんだけど、もうちょっと」というときがあって、僕がその場で空間の調整をパッとやったら、「うわーっ、松果体が振動し出しました！」とか言い出す。そうすると、ドルフィン先生の治療も効くわけです。

社長の調整は上が大体できたんで、今度は下をやります。下はちょうど第1チャクラです。多分ここが歪んでしまっているんで、これを今から治します。これと共鳴する場所を探すわけです。

（参加者C氏、先程と同様に右手を横に伸ばして石井社長の斜め左前に立ち、藤井氏が左側からC氏の骨盤を押す。C氏は動かない）動かなくなったな。

（C氏、今度は石井社長の真ん前に立つ。同様に左側から骨盤を押す。C氏、動く）これは揺れる。第1チャクラが合っていないからです。

前回もお話ししましたが、第1チャクラを合わせようと思ったら、榊を第1チャクラのところに置くと、この反応は消せます。かといって、榊を股のところにぶら下げて歩くわけにはいかないんだけど、なんで神様のところに榊を置くのか？ あれは地面からの気を上げているんです。榊にはそういう意味があるんです。

上からの気だったら水晶とかそういうものがある。高いものではアルカダイアモンドという完全反射のダイヤモンドがいいそうですけど、値段が高い。下は榊で十分です。

アルカダイアモンドだってほんとはおしりに下げておかないといけない。ドルフィン先生によると、昔いたダイナソー（恐竜）は尻尾でバランスをとっていて、ちょうど尻尾のところにダイヤモンドと同じ波動がある。上が水晶だというわけです。

エジプトのギザのピラミッドも、上に角錐《かくすい》があるけど、下も角錐になっていて、上の頂点に水晶、下の頂点にダイヤモンドがあって、それでバランスをとっているらしいです。

その意味からすると、アルカダイアモンドはほんとは胸じゃなくて、おしりに貼っておけばいいんです。

（歯を削る）

（C氏、再度石井社長の真ん前に立つ。藤井氏、先程と同様に左側からC氏の骨盤を押す。C氏は動かない）大丈夫やな。これで下と合ってきました。

社長、もう一回、施術ベッドの上に上向きに寝てください。

（石井社長の右足を伸ばしたまま持ち上げる・左足を伸ばしたまま持ち上げる）

上がるやろ。軽くなったやろ。

（右足の膝を曲げ、外側に倒す）まだちょっとかたいけど、さっきよりだいぶ変わりました。

（左足の膝を曲げ、外側に倒す）こっちは完全にペタッとつきましたね。

（曲げて倒した状態の右膝を押す）こうされたとき、どこが一番痛いですか。――腿の内側ですね？　足を戻して口をあけてください。（口の中を確認）なるほど。

（再度、石井社長の右足の膝を曲げ、外側に倒す）（歯を削る）ちょっと動きよるでしょう。ほらほら、動いてきた。だんだん下がってくる。（再び歯を削る）あ、いいですね。だいぶ下がりましたね。いいですよ、社長。オーケー。

（石井社長、起立）立った感じ、どう変わりましたか。

石井　何か体が浮いているような、自分でないような状態だったんですけど、だいぶスッと落ちついてきました。

藤井　天地人ですからね。グラウンディングができたか、もう一回いきますよ。

（左側から石井社長の骨盤を押す）まだちょっと弱いかな。

（右側から骨盤を押す）こっちは大丈夫ですね。

だいぶ変わってきましたけど、左がちょっと弱いんで、それを治します。

（石井社長着席）（歯を削る）

（起立した石井社長の骨盤を左側から押す）これで動かないようになった。いいですね。

何か変わりましたか。

石井　よりグッときました。

藤井　じゃ、座ってください。もう一回チェックしますね。

さっきから見ていてわかると思うけど、体を診ているというより空間を診ているんです（オーリングテストは体自体ではなく体周辺の空間で行っている）。体が悪くても波動が出てくるから、空間で探知できるわけです。体で診察しないで空間で診察するというのが大きな違いです。

（石井社長の眉間から斜め上に向けてオーリングテストを行う）これが宇宙、アカシックレコードとつながるところです。

（胸の前の空間でオーリングテストを行う）第4チャクラです。心の病がある人はここからバーッと出てきますね。

（下腹部あたりでオーリングテストを行う）地球です。

オーケー。いいですよ。お疲れさまでした。（会場拍手）

これでしばらく命が続くでしょう。まありんさんに約束したんだ。

石井　よかった、よかった。まありんさん、ありがとうございます。

藤井　こんな感じでやるわけです。皆さん大体わかったね。

症例の動画紹介

〈ケース13〉7種の治療法を試したが治らないパーキンソン病のケース

藤井　今回は難病の例を見せたいと思います。

パーキンソン病というのがあります。これは治らない。薬も治療法もいっぱいあるんです。でも、治療法がいっぱいあるということは治らないということです。

中脳に黒質《こくしつ》というところがあります。黒質からドーパミンというホルモンが出なくなってくるのが、パーキンソン病の本体と言われています。ドーパミン製剤を投与するんですが、出ない分を補うだけだから根治《こんち》はしない。対症療法で治る人もいるけれども、治りにくい人もいる。今からお見せする人は7種類ぐらい試したけど、よくならないんです。

(動画：患者、座っている椅子から治療台に自力で移動できない・図29)

動けないんですね。

パーキンソン病の人は顔が無表情です。全然表情がない感じでしょう。これがパーキンソン病の特徴です。

(動画：治療台まで椅子に乗せて押してきて、藤井氏が抱えて治療台に座らせる)

虫歯があって、虫歯のばい菌がパーキンソン病に影響している。単に「今日は虫歯と根っこのばい菌だけ取ろうかな」という感じです。それ以外にできないんで。虫歯を取ってセメントを詰めました。

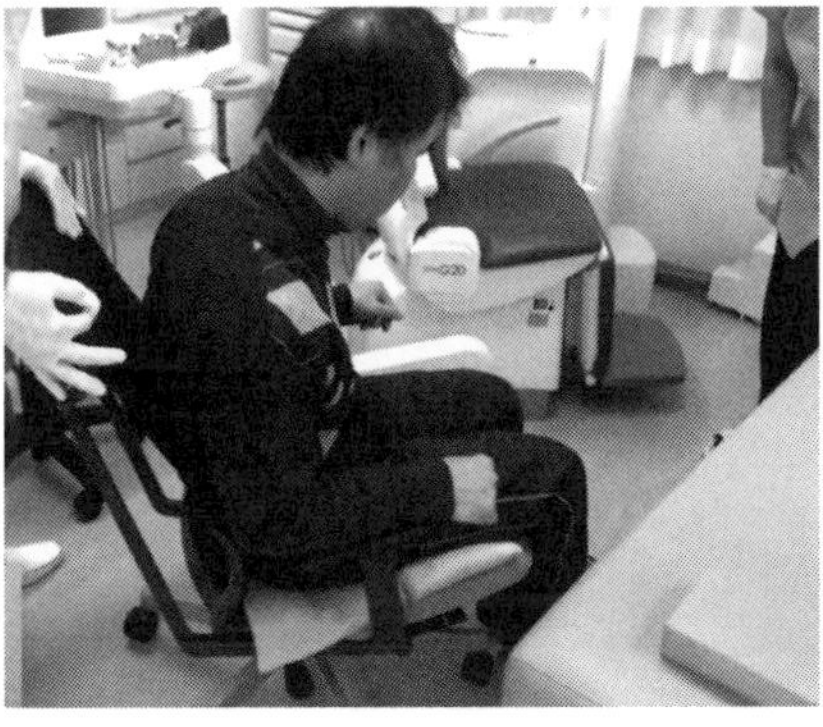

図29　自力では治療台に移動できない、座れない状態

（動画：治療後、自力で椅子から立ち上がり、小刻みに歩く）

猫背になって、首が前に出て、ちょこちょこ歩く。これはパーキンソン病の人の歩き方ですね。まだ無表情ですね。

1カ月後です。

（動画：患者、普通に立ち上がり、普通よりもむしろ早く歩けるようになっている。顔には笑みが浮かんでいる・図30）

これは英語のテロップを入れて国際学会で発表しました。会場のみんながワーッと拍手しました。

そんな感じで、難病と言われるものですら助かる見込みがあるということです。

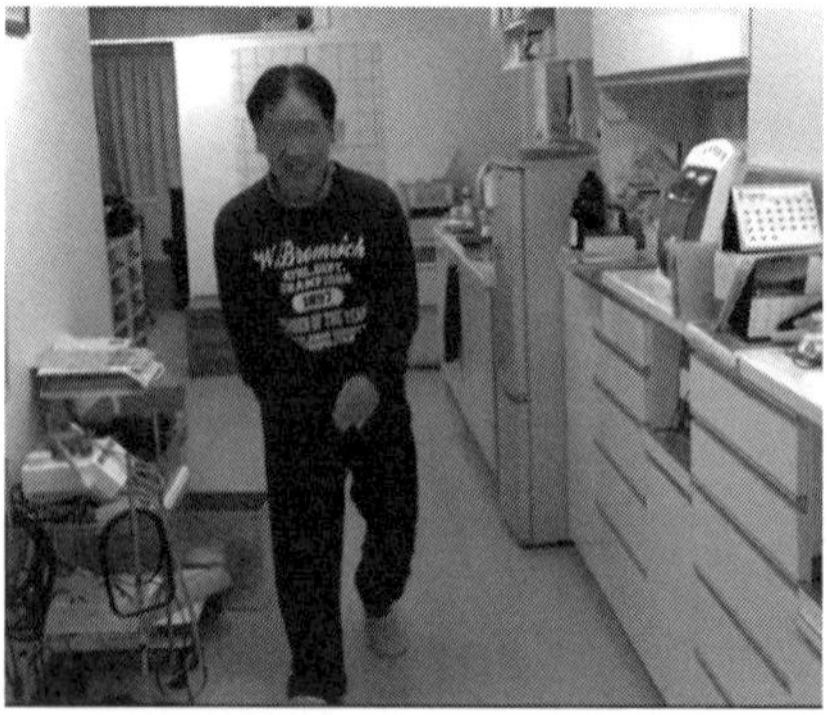

図30　治療1カ月後、自力で立ち上がりスタスタ歩けるように

セミナー会場でのデモ治療〔12〕ＥＫさん・女性
長い摂食障害でガタガタの歯――ケイ素を使って調整

ＥＫさん　歯がないんですよ。奥が全部なくて、前が1本なくて、削れているんです。なんでこうなったかというと、お恥ずかしい話、20歳から26〜27歳ぐらいまで摂食障害で、10kgぐらい食べては吐くということを毎日9時間ぐらい、３６５日続けた結果、胃液で歯が溶けていって、ギザギザが全くない歯になっているんです。体のどこが悪いということではないんですけど、恐らく相当悪いのではないか。今日の講座を聞き続けて、「絶対悪いじゃん」と感じています。

藤井　ある意味不幸だけど、よく生きて帰ってきたなという感じです。カーペンターズのカレンさんがこの病気で、食べられなくなってガリガリになって死にましたからね。

（ＥＫさんの右腕を後ろに引く）石井社長よりマシだけど、やわらかくはないですね。

（左腕を後ろに引く）こっちはやわらかいですね。

右の肩甲骨がちょっと。

（右腕を横に伸ばし、上に上げて頭のほうに倒す・左腕を横に伸ばし、上に上げて頭のほ

うに倒す）

（右腕を前に伸ばし、上に上げる・左腕を前に伸ばし、上に上げる）

施術ベッドの上に仰向けに寝てください。骨盤を診ますね。上がヤバイのは大抵、下が悪いことが多くてね。

（右足を伸ばしたまま持ち上げる・左足を伸ばしたまま持ち上げる）

社長ほどじゃないけど、ちょっとかたいですね。

（右足の膝を曲げ、外側に倒す・左足の膝を曲げ、外側に倒す）

右の股関節がちょっとかたいかな。左のほうが（ベッドに）つく感じがしますね。

右の肩甲骨がちょっとかたいのと、右の股関節と、左右の仙腸関節がちょっとかたいかなという感じです。これをなんとかしないと。

椅子に座ってください。まず空間をやります。これだけ歯がガタガタでも自分であんまり自覚していないということは、基礎体力が強いか、すごく鈍くて、もう崖っ縁まで来ているのに気づいていないか、どっちかです。あっという間に死んでしまうか、ほんとに強いか。

（額の前など体前面の空間でオーリングテストを行う）さっきは色でやったけど、今回はケイ素でやります。

ここをこうやって押さえておいて。（前列の参加者、ＥＫさんの額にケイ素水のボトルを当てる）（藤井氏、ＥＫさんの右腕を後ろに引く）そうすると、やわらかくなるから。

ＥＫさん　腕を引いても全然痛くない。

藤井　ケイ素を第3の目のところに塗っておく手もあります。

インドの人が額につけているビンディーは、宇宙とつなぐためという意味がちゃんとあるんです。色、形にも意味があるし、貼る位置も正中より2ミリ右のところです。若い人はそれがわかっていなくて、色もデタラメ、形もデタラメで、ファッション化しているんだけど、ヒンズー教を信仰しているお年寄りはちゃんとつけています。僕はヒンズー教の店を知らないけど、そういうお店に行ったら売っているかもしれないんで、適切なビンディーを選んで貼っておくのも手ですね。ファッションじゃないよ。

（ＥＫさんの顔前面の空間でオーリングテストを行う）この歯です。（歯を削る）一瞬で終わります。――見えた？

ＥＫさん　うん？　鈍いやつだった（笑）。

藤井　（ＥＫさんの右腕、左腕を後ろに引く。どちらの腕も滑らかに後ろに回る・会場から歓声が上がる）

ＥＫさん　これはさすがにわかる。

藤井　引っ張ってもらわなくても、やわらかくなったことはわかるやろ。

EKさん　ええ。

藤井　何かあったら、ケイ素を飲むのもいいんだけど、額と、それから頭頂部（ツボ「百《ひゃく》会《え》」のところ）、ぼんのくぼの2カ所に毎日塗っておけばいい。

じゃ、寝てみよう。

（EKさんの右足を伸ばしたまま持ち上げる・左足を伸ばしたまま持ち上げる）ほら、上がるやろ。すごく軽くなりましたよ。

（右足の膝を曲げ、外側に倒す）やわらかくなったやろ。

EKさん　はい。

藤井　じゃ、立ってください。さっきから首が悪かったんで、首を後ろに反らして。

EKさん　（首を後ろに反らす）

藤井　痛い？　しんどい？

EKさん　この姿勢をあんまり続けたくないです。

藤井　じゃ、座ってください。今まではスピリチュアルな治療だけど、ここから肉体の問題になってきます。

「あーん」して。噛んで。

（歯を削る）これはほんと治したいところがいっぱいありますね。

もう一回立って、首を上に向けて。――変わった？

EKさん　あ、ずっと上を見ていられる。

藤井　座ってください。

（EKさんの背中側の空間でオーリングテストを行う）首、だいぶよくなりましたね。

EKさん　見えてきました。

藤井　よく見えだした？

EKさん　ありがとうございます。

藤井　いいです。オーケー。ありがとう。（会場拍手）

歯を診ていた山梨学院大学陸上部が箱根駅伝で優勝した

藤井　僕は歯と全身の治療をもう30年やっています。今、最後にやったのが僕がずっとやってきた治療で、スピリチュアルなものはこの5年ぐらいです。

この治療を始めたもともとのきっかけは、30年前、ちょっと年配の人だったら知っていると思うけど、ゴルフのジャンボ尾崎とか中嶋常幸とかあのへんの選手が活躍していたときに、口に何か挟んだらすごく飛ぶと言っていたんです。野球選手もそういうものをつけてガーンとホームランを打っていました。そういう時代があったんです。

スポーツの選手がそれだけよくなるのかと思っていたら、当時、僕は名古屋にいたんだけど、たまたま山梨学院大学の陸上部の選手が「診てくれないか」と言うから、診たんです。そしたら、調子がいいということで、ほかの選手も来だして、山梨学院の陸上部の選手を治療していたら、彼らはその次の箱根駅伝で優勝したんです。4年間で3回優勝しました。そういうことがあって、スポーツ選手がそれだけ成績を上げるんだったら、体の不調も治るんじゃないかということで、歯と全身の治療をスタートしたんです。ちなみに、それ以来、山梨学院は優勝していません。

なんで山梨の選手がたまたま名古屋にいたのか。それがなんでうちに来たのか不思議なんだけど、引き寄せの法則みたいなのがあったんでしょうね。腰痛も治るんじゃないかと思ったときに腰痛の患者が来て、ちょっとやってみたら、その場でパッと治るとか、そういうことが起こる。こんなにあっさりといっちゃうなんて、今まで何をやっていたのかと思ったけど、それでも治らない人もいっぱい出て、もう何がなんだかわからなくなった時代もありました。それでも徐々に徐々に、スピリチュアルまで加味した今みたいな状態になったわけです。

一応これで完成形かなと思っています。でも、完成形といったって、まだみんな「治療している」と思うでしょう。今はもっとすごいところまで来ているんです。

症例の動画紹介

〈ケース14〉直接口には触れず入れ歯の波動で調整するレベル

（動画：患者、前屈。指先は床につく・図31）

この人はもともとヨガか何かのインストラクターをやっている人なんで、やわらかいんだけど、これでもこの人にとってはかたいんだそうです。

（動画：患者、体を後ろに反らせる）

かたくて腰が痛いんだね。

入れ歯が入っているんで、入れ歯を取ります。

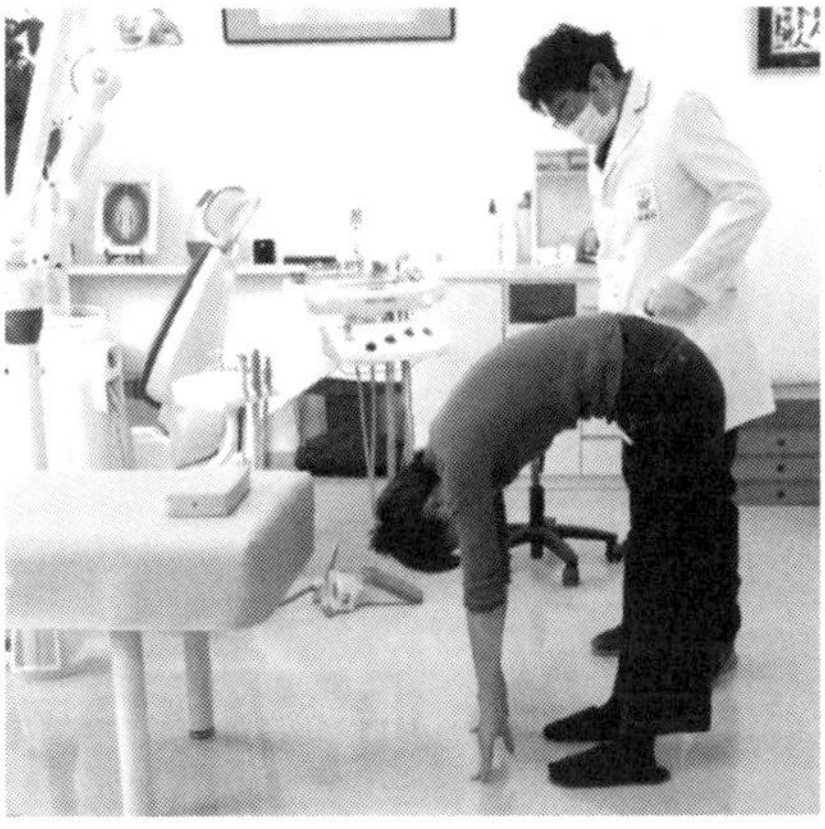

図31　前屈がうまくできない、体がかたい

できたら本人の体を直接はさわらないようにしたいんで、入れ歯を体の外で調整して体の状態をよくします。

（動画：入れ歯を調整）

本人の口の中は何も診ていません。口の外で入れ歯だけ調整しています。僕は指で「ひとりオーリングテスト」をやっています。

調整した入れ歯を口の中に戻すなら話はわかるけど、戻さないで置いておきます。

（動画：患者、前屈。「腰の張りはなくなったが、ふくらはぎがまだ張る」と発言。藤井氏、再度入れ歯を調整し、患者から離れたところに置く。患者、前屈した後、「すごい。全然違う。ありがとうございました」と発言）

（患者、入れ歯を装着し、前屈した後、「すごい、すごい。気持ちいいです」と発言・図32）

参加者　今の例は、直接口の中をさわっていないということは、入れ歯と何かが反応するんですか。

藤井　入れ歯の波動が飛んでくるわけです。

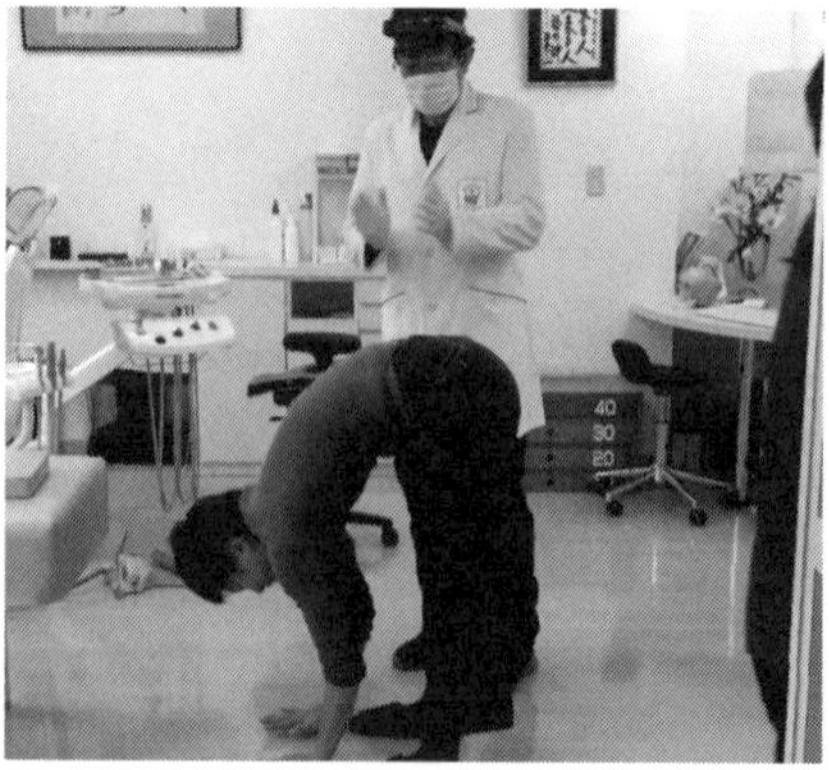

図32　床に両手の平がぴったりつくようになった

動画が間に合わなくて、今日は持ってこなかったんですけど、もっとすごいことができるんですよ。

セミナー会場でのデモ治療〔13〕ＫＷさん母娘
不具合の波動が母娘で連動・共鳴しているケース

藤井　２人は親子？　血、つながっている？　養子と違うね。

ＫＷさん（母）　違います。

藤井　何が悪いの？

ＫＷさん（母）　左足の軟骨がすり減っていると言われて、歩くときにどうしても足を引きずるような感じで、今はちょっと曲げられるんですが、やっぱりグッと曲げられなくて、娘に誘われて来ました。あと、肩がすごく凝り性みたいで、ゴリゴリなんです。

藤井　軟骨のすり減りはテレビでよく言っていますね。
どういうふうにしんどいか、歩いてみてください。

ＫＷさん（母）　歩くと、左が引っ張られるような感じで。

藤井　ちょっと引きずってるね。
　ちょっと施術ベッドに寝てみて。痛いのは右ですか。

KWさん（母）　左です。

藤井　ちょっと曲げるよ。（KWさん母の左足の膝を曲げる）全然曲がらへんな。
（右足の膝を曲げる）こっちはまだこのぐらい曲がる。こっちは大丈夫？

KWさん（母）　ちょっと痛いです。

藤井　いつからですか。

KWさん（母）　3〜4年前からです。

藤井　ちょっと曲げるからね。曲がらへんけど、どこまで曲げたら痛いか、痛いところで
「痛い」と言ってください。
（左足の膝を曲げる）このへんで痛いね。わかりました。だいぶ悪そうやね。サプリ、飲
みますか（笑）。

KWさん（母）　効かない。

藤井　効かないよね。イタドリとか、あれだけサプリの種類がいっぱいあるということは、
どれもみんな効いていない、治らないということです。もちろん医者に行っても治らない。
変に注射を打たれたり、「筋肉を鍛えなさい」と言われるぐらいです。

この痛みはどこから来ているか考えるね。

（膝に触れて）だいぶ水がたまっていますね。いいんです。水を抜いたらダメやで。たまるのはたまるだけの理由がある。自分で炎症を冷やしているんです。治ったら自然に消えていきます。

KWさん（母）　左足でもどちらかというと右側のほうが痛いです。

藤井　（足にしばらく触れてから）お母さんはおりて座っていてください。

娘さん、こっちに来て。施術ベッドに寝てください。

（KWさん娘の右足の膝を曲げる・左足の膝を曲げる）

娘さんも右のほうが楽です。右のほうがいいです。左はやっぱりかたい。母娘で出ているんです。だから僕は「血がつながっていますか」と聞いたんです。この場合は片一方だけ治してもあかんねん。仮に娘さんを治したとしても、お母さんと一緒に住んだら、また悪くなる。お母さんのほうを治したとしても、娘さんと一緒に住んだら、また悪くなる。お互いにピンポンしちゃうんで、どこかで糸を切らないといけないんです。

どっちが発信源で、どっちが結果か、今、調べているんですが、多分娘さんのほうだと思う。

（KWさん娘の右足を伸ばしたまま持ち上げる・左足を伸ばしたまま持ち上げる）

かたいですね。膝が悪い人は、ほんとに膝が原因であることはまずないです。ほとんどが骨盤のひずみです。体のバランスの悪さで膝に応力（物体が力を受けたとき、内部に発生する抵抗力）が集まっているだけなんで、骨盤を治療しないと全然話にならないんです。娘さんの場合、骨盤がかたくなってしまっているので、骨盤をやわらかくして膝をやわらかくしないことには、多分お母さんは治らないと思います。これは今の医学の盲点です。こういう治療はここでしか見られないよ。

でも、昔そういうことを言っていた先生が確かにいました。「心療内科とかそういうところに子どもを連れてくるけど、親を治さないと絶対治らない」と言っていた先生がいたんです。僕は何のことかわからなかったけど、今になると「確かにそうだな」と思います。

お母さんの肩甲骨を調べますね。

（KWさん母の右腕を横から持ち上げる・左腕を横から持ち上げる）

かたっ。上がらないですね。これは絶対何十肩です。100歳になっても五十肩。

娘さんと交代しましょう。

（KWさん娘の右腕を横から持ち上げ、頭のほうに倒す・左腕を横から持ち上げ、頭のほうに倒す）

こっちはそうでもないか。ここまでは来ていないないな。

（KWさん娘の右腕を後ろに引く・左腕を後ろに引く）左はちょっと来ていますね。

（KWさん娘の歯を削る）

左がちょっとかたかったんで、まずこれをやわらかくします。（KWさん娘の左腕を後ろに引く。腕が滑らか、かつ大きく後ろに回る・KWさん娘から驚きの声が上がる）

娘さんは寝て、お母さんは座ってください。

（KWさん母の右腕を横から持ち上げ、頭のほうに倒す・左腕を横から持ち上げ、頭のほうに倒す）

少し曲がり出したやろ。動き出したやろ（会場から歓声が上がる）。

（KWさん娘の左足の膝を曲げる）ほら、やわらかくなるやろ。

お母さん、立って歩いてごらん。――変わらへんか？

KWさん（母）　ちょっとまだ痛いです。――あ、でも、さっきよりはいいです。

藤井　緩んでくるでしょう。もろつながっているのがわかるでしょう？　一緒にいるとだいぶ変わります。夫婦でも変わる。この間、御徒町でやったときは、旦那さんの入れ歯をこっちで治して、嫁さんの手が上がるということがありましたね。

娘さんは施術ベッドからおりて、かわりにお母さんが寝て。

（KWさん母の左足の膝を曲げる）やっぱ違うやん。（膝をさらに曲げるように）グーッと押すで。

KWさん（母）　ちょっと痛いです。でも、さっきよりは……。

藤井　（KWさん母の右足の膝を曲げる。次に再度、左足の膝を曲げて足首のあたりでオーリングテストを行う）娘さんにまだ残っていますね。お母さんはまだちょっと寝ていてください。

（KWさん娘の体の前面の空間でオーリングテストを行い、歯を削る）プラスチックの人工の歯を入れてあるんだけど、ガタガタになっちゃっている。もう古くなっちゃっているんだね。

（施術ベッドに寝ているKWさん母に向けて）お母さん、変わってきましたか。

（KWさん母の左足の膝を曲げる）どないや？

KWさん（母）　さっきよりは痛みもよくなりました。

藤井　それじゃ、歩いてみよう。――どないや？

KWさん（母）　だいぶ軽くなりました。少し膝が曲がるようになりました。

藤井　膝に水がたまっているんだけど、水というのは、冷やすだけじゃなくて、体をわざと動かさないようにしているんです。よくなってくると、水が消えて、炎症も消えてくるから、また歩きやすくなってきます。膝の水は数十分単位で抜けてきますよ。多分あと20

〜30分でかなり引いてくると思います。そうすると、もっと歩きやすくなる。後でもう一回診てみましょうね。

どうもありがとう。（会場拍手）

今のケースの場合は、娘さんの歯とお母さんの膝が共鳴していて、娘さんを治さないことには、お母さんを治そうと思っても治らない。中には、発信源がおやじで、おやじさんに共鳴して嫁さんが悪くて、その嫁さんに共鳴して子どもが悪いということもあります。いろいろ起こるでしょう、この世界。

セミナー会場でのデモ治療〔14〕ＯＳさん・男性
口の中を診ずに、入れ歯・メガネで遠隔調整

藤井　治療希望で入れ歯の人いますか？

ＯＳさん　メニエール病で左耳が聞こえないです。あと、左の足、左の腰のあたりがしびれている感じです。

藤井　後者は俗に言う坐骨神経痛でしょうね。

じゃ、こっちに座ってください。

（ＯＳさんの右腕を後ろに引く）やわらかくはないですね。

（左腕を後ろに引く）こっちのほうがやわらかいです。

右のほうがかたい人が結構多いです。

ＯＳさん　利き腕とは関係ないんですね。

藤井　関係ないですよ。

（右腕を横から上に持ち上げる）上がらないですね。ちょっとかたいです。

（左腕を横から上に持ち上げる）こっちのほうが上がりますね。

明らかに上半身の右が悪いです。

じゃ、寝てください。突っ張るのは左足ですか。

ＯＳさん　左側の足というか、腰のあたりがしびれた感じがあります。

藤井　多分左の足の流れが悪いんじゃないかなと思うんだけど、調べてみましょうね。

（ＯＳさんの右足を伸ばしたまま持ち上げる・左足を伸ばしたまま持ち上げる）

足は両方とも同じように上がるんで、もしかしたら痛みの本体じゃなくて、かばって痛いのかもしれない。上半身が悪くて下半身が悪くなることもあるし、下半身が悪くて上半身が悪くなることもあるし、右が悪くて、かばって左が悪くなることもあるし、症状が左に出ているだけですわ。

このケースは、上半身をかばって下半身が悪くなっている可能性があるから、とにかくまずこれ（右腕が後ろに行かない状態）を治さないことには話になりません。

前屈したとき、後屈したときに痛いところはありますか。

○Sさん　（前屈を行う）

藤井　しんどい？

○Sさん　きついです。（次に後屈を行う）

藤井　しんどい？

○Sさん　（反るのは）このぐらいです。（少し反るのがやっとの状態）

藤井　じゃ、座ってください。入れ歯を出してください。

この入れ歯を調整してあげましょう。できれば体にさわらずに入れ歯で治せたらそれがベストですからね。この入れ歯そのものは、痛いとか、ご飯が食べられないとか、そういうことはないですね。

○Sさん　特にないです。若いときから歯医者に行って見てもらっています。

藤井　調整してもらって、特に違和感はないと。

○Sさん　でも古いです。もう20年近くなります。

藤井　見たらだいぶすり減っていますものね。かさ上げしてもらったほうがいいかもしれませんね。

（入れ歯の調整）これも最小限の治療で。例によって私はこの患者さんの口は診ていません。入れ歯しか見ていません。入れ歯には「大体こういうものだ」という相場があって、その相場から外れたところを直しておいたほうがいいわけです。長いこと入れ歯を見ていると、体に不調を起こすような入れ歯の相場とか、元気な人の相場があるんで、元気な人の相場に近づける。ある程度知っていると経験になってくるんだけど、これで治ると、患者さんにとっては痛くもかゆくもないんで、おいしいですわな（笑）。

どれだけ削ったのかと言われたって、見かけはわからないです。波動ですね。調整した入れ歯は、例によって口に入れないでここに置きます。

（ＯＳさんの右腕を後ろに引く）やわらかくなるやろ。

（右腕を横から持ち上げ、頭のほうに倒す・会場から歓声が上がる）これがイマイチ――でも、ボキボキいいながら上がり出したね。

（左腕を横から持ち上げ、頭のほうに倒す・右腕を横から持ち上げ、頭のほうに倒す）ボキボキいって、ここでとまっちゃうんで、これをもうちょっとやります。

ＯＳさん　（不思議そうに笑って首をかしげ、自分で腕を回す）

藤井　（入れ歯の調整）ヒカルランドにも波動の医学の本がいっぱいあるでしょう。波動を無視して医学は語れないんだけど、語っているんです。さっきの母娘さんだって波動だもんね。（ＯＳさんの右腕を横から持ち上げ、頭のほうに倒す）ボキボキいいよるけど曲がりだしました。でも、まだ腕が頭につかない。もうちょっとですね。関節はもともとボキボキいうんですよ。だから、ボキボキいうことよりも、痛いとか動かないほうが問題です。（入れ歯の調整後、右腕を横から持ち上げ、頭のほうに倒す）大体つきだしましたけどね。もう一回寝てください。

さっきは両足とも普通に上がりました。（右足を伸ばしたまま持ち上げる・会場から歓声が上がる）やっぱり軽くなった。（左足を伸ばしたまま持ち上げる）あ、軽くなりましたね。

座ってください。入れ歯を口に入れてみましょう。入れた感じはどうですか。感じが変わりましたか。わからない？

ＯＳさん　はい。

藤井　変わったことがわからないんだ。

ここで大事なのは、メガネを見ておかないといけない。

ＯＳさん　メガネも波動で。

藤井　波動というか、メガネが頭蓋骨を変形させるんで、悪い変形をしないようにしておかないといけないんです。（ＯＳさんのメガネの調整）
これをかけてください。――見え方は変わりましたか。

ＯＳさん　あんまりわからないです。

藤井　わかりました。じゃ、立って前屈してください。

ＯＳさん　（前屈を行う）

藤井　さっきよりいくぐらいいね。もう一回座ってください。（ＯＳさんの右腕を後ろに引く）これはだいぶやわらかくなりましたね。
立ってください。前屈、後屈して、まだ痛いですか。痛いをところをもう一回教えてください。

ＯＳさん　（前屈した後、後屈しながら）ここで痛いです。
（会場から「さっきよりいっていますよ」との声）

藤井　わかりました。座ってください。
奥さんもおいで。――奥さんのメガネ、かして。

ＯＳさん　原因はそれだったりして。

藤井　その可能性はもちろん「ない」とは言えないですよ。

OSさん　メガネもやっぱり波動……。

藤井　メガネはごっつう大事ですよ。頭蓋骨の形、変わっちゃうから。（奥さんのメガネの調整）「メガネの調整もできないような歯科医はやめてまえ」ってね（笑）。

メガネ、かけてみて。奥さんはわかるかな。旦那はちょっと鈍感やけど。

OS夫人　ちょっと見えるようになった。右目が白内障で見えにくかったんです。

藤井　旦那さん、もう一回後ろに反ってみてください。反った感じが変わったかどうか。

OSさん　（後屈を行う）

藤井　ちょっと変わった？

OSさん　（後屈したまま）そんなに気にならなくなったね。

藤井　痛み、消えてきた？

OSさん　痛いのはやっぱり痛いんですよね。

藤井　じゃ、座ってください。歯をちょっと診ましょう。

（OSさんの歯を診察）歯がガタガタですねえ。ご自身の歯で治しますね。入れ歯で治せるところは入れ歯で治したらいいですが、直し切れないところは歯を削ってもいい。

OSさん　ガタガタで波動がダメだということですか。

藤井　そうですね。ガタガタ波動になっちゃっていますので、波動を治さないと。（歯を削る）指でさわってもわかるぐらいガタガタになっているんで、このガタガタが舌を刺激するんです。そうすると、舌が嫌がって前に出なくなるんです。

立ってもう一回反ってみてください。

OSさん　（後屈を行う）

藤井　変わりました？　これのほうがいい？

OSさん　（後屈しながら）こっちのほうがいいです。

藤井　じゃ、もう一回寝てください。さあ、どこまでやわらかくなったかなあ。（OSさんの右足を伸ばしたまま持ち上げる）ああ、いいですね。（会場から歓声が上がる）

（左足を伸ばしたまま持ち上げる）ああ、いいですね。

どうぞ起きてください。ちょっと症状が残っているかもしれないけど、これで引いていくと思います。仙腸関節、股関節がだいぶやわらかくなりました。やわらかくなったのはわかったでしょう。

OSさん　メニエールの治療で、耳が聞こえないのは……。

藤井　それはすぐにはムリでしょう。今、骨盤が整って、上が整ったから、あとは自然治癒力で治していくという格好です。

ＯＳさん　第３の目は大丈夫ですか。

藤井　大丈夫だと思うけど、じゃ、座ってください。

（ＯＳさんの頭・体前面の空間でオーリングテストを行う）大丈夫、大丈夫。

オーケー。いいです。（会場拍手）

ＯＳさん　ありがとうございました。

セミナー会場でのデモ治療（13続き）ＫＷさん母娘
不具合の波動が母娘で連動・共鳴しているケース（経過）

藤井　膝の腫れはそろそろ引いてきた？

ＫＷさん（母）　何か痛みがなくなった気がします。

藤井　水というか、膨らみの感じはどうですか。

ＫＷさん（母）　引いているかな。後ろが結構腫れていたんですよね。

藤井　ちょっと歩いてみて。

KWさん（母）（歩行しながら）さっきより全然いいです。

藤井　水は引いてきますよ。ムリに取る必要はないです。取ったらかえってダメです。水がなくなってきたら、もう動いてもいいよという信号や。

セミナー会場でのデモ治療〔15〕IMさん・男性
下の前歯と共鳴しているEBウイルスの可能性

藤井　「甲状腺」ということですけど、どうしました？

IMさん（量子波動器・メタトロンで反応があった旨を説明）

藤井　メタトロンで「悪い」と出たんですか。

IMさん　毎日自分の体をメタトロンで見ているんですけど、たまたまそのときに急に出たんで。

藤井　わかりました。前に来て座ってください。
　メタトロンはなかなか判断が難しいです。例えばガンはメタトロンでは悪いようには出ない。ガンは増殖力がすごく強くて、細胞としては非常に活性が強いから、むしろいい反応として出ちゃう。悪いように出ないから、ものすごく判断が難しいですよ。メタトロンに出たから悪いというわけじゃない。となると、オーリングを使うしかないです。

甲状腺を自分で押さえてください。（ＩＭさん自身の手を使ってオーリングテストを行う）開きますね。僕は病名はわからないけど、甲状腺の悪さが出ているのは間違いないです。

マニアックな人は知っているかもしれないけど、いろいろな悪さをするＥＢウイルス（エプスタイン・バール・ウイルス）というのがあります。これは発見がなかなか難しいらしいんですが、それによって甲状腺も悪くなるそうだから、ＥＢウイルスの活性を減らしたらいい。そのためには下の前歯を治療します。治そうと思ったらセロリを食えとかなんとか、本にいろいろ書いてありますが、ＥＢウイルスと共鳴しているのが下の前歯であることがわかっているんです。

（歯を削る）これで消えればＥＢウイルスの可能性が高いです。

甲状腺を押さえてください。（ＩＭさんの手でオーリングテストを行う）ほら、ガチガチに閉まるやろ。ＥＢウイルスの可能性が高いです。

今、一応共鳴を消したけど、ガンはほとんどＥＢウイルスと共鳴します。あれをいかに制覇するか。本だと、亜鉛とかセロリとか摂取して、肉食はやめてくれと書いてあります。

いろいろな食事療法をしても2~3カ月はかかっちゃう。
（IMさんの体前面の空間でオーリングテストを行う）
メタトロンでは、甲状腺と、どこに出ました？
IMさん　十二指腸。胃はもう治りました。
（IMさんの頭まわりの空間でオーリングテストを行う）
（IMさんの右腕を後ろに引く）まあまあですね。
（右腕を横から持ち上げ、頭のほうに倒す）上もまあまあ、いいですね。
（右腕を前から持ち上げる）結構ですよ。
（左腕を横から持ち上げ、頭のほうに倒す）こっちはちょっとかたいです。
（左腕を後ろに引く）あ、これはかたいですね。左がやられていますね。
（歯を削る）
（左腕を後ろに引く）回りますね。
（左腕を横から持ち上げ、頭のほうに倒す）治りましたね。
（IMさんの体まわりの空間でオーリングテストを行う）
いいですよ。オーケー。ありがとう。（会場拍手）

西洋医学をやっている人は恐らく誰もまともに信じてくれないと思うけど、多分これからはEBウイルスの時代が来るんじゃないかなと思います。本を見たら、確かにそのとおりのことが書いてあります。それも医者が書いた本じゃない。何かブツブツ言ったら潰されると思う。だけど、例えば3時間に1回これを食べろとか、あれを食べろとかやるのは、しんどいですね。今のはビビッと歯をやったら終わりだからね。

セミナー会場でのデモ治療〔16〕NMさん・女性
さまざまな不調――パワー切れを親知らず歯で調整

藤井　どうしました？

NMさん　全体的に体の左半分がちょっと。不調が来るみたいです。現在は左目の白内障と視野狭窄《きょうさ》、首と肩も左側のほうが動きにくいです。

藤井　全部左ね。

NMさん　あと、仙腸関節のところが時々チクッとしたりして、それがひどくなると坐骨神経痛なのか、そんなふうになったりします。

藤井　何か治療を受けていますか。

NMさん　いや、受けていないです。

あと、喉がしょっちゅう痛くなって、ちょっと痰《たん》が絡むようになったりします。

気になる症状としてはそんなところです。

藤井　わかりました。じゃ、座ってください。

左に出るんですね。

NMさん　はい。

藤井　調べてみましょうね。

（NMさんの右腕を後ろに引く・左腕を後ろに引く）やっぱりちょっとかたいかなという感じはしますね。すごくかたいわけじゃないけどね。

（右腕を横から持ち上げ、頭のほうに倒す・左腕を横から持ち上げ、頭のほうに倒す）

（右腕を前から持ち上げる）

（左腕を前から持ち上げる）左のほうが、むしろやわらかいぐらいですね。

（右腕を伸ばした状態で体の正面に曲げる）

（左腕を伸ばした状態で体の正面に曲げる）左のほうがむしろやわらかいぐらいだから、右をかばって左に痛みが出ている可能性もないとは言えないです。

じゃ、ここに寝てください。
（NMさんの右足を伸ばしたまま持ち上げる・左足を伸ばしたまま持ち上げる）
そんなに変わらないですね。症状は左に出ているかもしれないけど、右をかばっているのがだいぶ入っているんじゃないかなという気がします。
（右足の膝を曲げる）これ、痛いですか。大丈夫？

NMさん　大丈夫です。

藤井　（NMさんの右足の膝を曲げたまま、外側に倒す）
（左足の膝を曲げる）これ、痛いですか。

NMさん　痛くないです。

藤井　（左足の膝を曲げたまま、外側に倒す）
これも右は大して悪くないものね。左腕を後ろに引いたときに若干かたいかなというぐらいしかわからない。
じゃ、座りましょう。喉がしょっちゅう痛くなるということなんで、こうやって。（NMさんの下顎を前に出し、左腕を後ろに引く）変わらないですね。気道じゃないですね。
ちょっと診てみましょう。（NMさんの体の周りの空間でオーリングテストを行う）大体わかりました。

（歯を削ってオーリングテストを行う）

（左腕を後ろに引く）大分曲がりましたね。

（左腕を前から持ち上げる・右腕を前から持ち上げる）

今、左をやってきたけど、あんまり左右差が出ないね。

ちょっとまたに寝てくださいね。

（NMさんの右足を伸ばしたまま持ち上げる）悪くはない。

（左足を伸ばしたまま持ち上げる）こっちがむしろ軽いぐらいですね。

（右足の膝を曲げ、外側に倒す・左足の膝を曲げ、外側に倒す）

大丈夫ですね。関節の可動域はそんなに悪くない。悪いとしたら、力が入らないことがあるんです。

（寝た状態のNMさんの右腕を垂直に上げた後、下げる。NMさんは下げる力に抵抗する。右腕は垂直を維持）こっちは大丈夫。

（同様のことを左腕で行う。左腕は垂直を維持できない）これですね。左に力が入らない。

関節可動域よりも力の問題です。

（NMさんの右足の膝を曲げた状態から真っすぐに戻す。NMさんは戻そうとする力に抵抗する。膝を曲げた状態を維持する）

(同様のことを左足で行う。左は維持できない) 左に力が入らない。パワー切れです。左にパワーがなくなっちゃっている。

座ってください。

(前に伸ばした右腕を上から押す。腕は下がらない)

(前に伸ばした左腕を上から押す。腕は下がる) パワー切れであかん。

(歯を削る) パワー切れになった原因はこの親知らずです。スポーツ選手だったら、スタート前にこういうふうにビビッとやって、すごく変わる人がいます。

(前に伸ばした左腕を上から押す。腕は下がらない) もう下がらない。原因はパワー切れです。

寝てごらん。

(先程と同様に左足の膝を曲げた状態から戻そうとする力に抵抗する。曲げた状態を維持する) もう落ちないね。

いいよ、これで。(会場から歓声が上がる)

NMさん　どうもありがとうございました。

藤井　お疲れさまでした。(会場拍手)

たまにパワー切れの人がいるんです。関節はいいのに体がおかしくなる人はパワー切れです。

セミナー会場でのデモ治療〔17〕 IGさん・女性
転んで膝を打って以来の長期の膝の痛みや不調のもとを断つ

藤井　座って体の不満を言ってください。「不満」は英語でcomplaintで、CC（chief complaint）は主訴のことです。主たる不満やな。

IGさん　7〜8年前に転んで膝を打ちました。以来、膝が痛くて、それをかばっています。脱臼したこともあるし、痛い箇所とは別の箇所に張りが生じたりします。また、肩凝りのせいか、いつも後頭部のあたりが、詰まった感じがあるなど不調があります。

藤井　かばって、またかばったところをかばって、というふうに体中が悪くなって、最後はどこが原因かわからないというやつですね。

（IGさんの右腕を後ろに引く）これはそんなに悪くないですね。

（左腕を後ろに引く）こっちもそんなに悪くないね。もしかしてこの人もパワー切れか。

（右腕を横から持ち上げ、頭のほうに倒す・左腕を横から持ち上げ、頭のほうに倒す）

（右腕を前から持ち上げる・左腕を前から持ち上げる）
そんなに悪くないですね。それでも上半身が悪くなるということは、下半身が悪いか、パワー切れか、どっちかです。
じゃ、こっちに来て寝てください。
（ＩＧさんの右足を伸ばしたまま持ち上げる）ちょっとかたいかな。
（左足を伸ばしたまま持ち上げる）あ、重い。こっち、悪いですね。膝というか股関節の感じが悪い。これが明らかにかたいんで、これが上がったら正解かな。
（右足の膝を曲げる）これ、痛いですか。大丈夫？

ＩＧさん　はい。

藤井　（左足の膝を曲げる）これ、痛いですか。

ＩＧさん　大丈夫です。

藤井　（左足の膝を曲げ、外側に倒す）
（右足の膝を曲げ、外側に倒す）むしろこっちのほうが、かたいぐらいですね。

ＩＧさん　ちょっと痛いです。

藤井　（右足の膝を曲げる）
（左足の膝を曲げる）やっぱかたいですね。おしりとかかとがつかない。右はつくものね。

主に仙腸関節、股関節の領域に若干問題があるという感じですね。

じゃ、座ってください。

診ていきますね。（ＩＧさんの体の周りの空間でオーリングテストを行う）これを「人間ＭＲＩ」と言う。

これはいけそうですね。よくあるパターン。

（歯を削る）かぶせてある金属なんで、削ると若干ザラザラします。だから磨きます。

（歯を磨く）削り粉が出ますから、後でうがいをしておいてください。

下半身を診ましょう。

（ＩＧさん、施術ベッドに寝る）

（ＩＧさんの右足を伸ばしたまま持ち上げる）やっぱ軽くなりましたね。

（左足を伸ばしたまま持ち上げる）ああ、軽くなりましたね。

（左足の膝を曲げる）ほら、（おしりとかかとが）ついた。

（右足の膝を曲げる）な、ついたやろ。

（ＩＧさんの腰あたりの空間でオーリングテストを行う）だいぶいきましたね。右が若干残っている。あともうちょっとですね。

（ＩＧさん、椅子に座る）

もとを断って中心をおさめてしまえば、あとは全部治っちゃう。（歯を削る）

もう一回寝ましょう。

（IGさんの右足を伸ばしたまま持ち上げる・左足を伸ばしたまま持ち上げる）

（左足の膝を曲げる。おしりとかかとがつく）

いいじゃないですか。これでいいわ。

もう一回座ってください。体の感じ、変わった？

IGさん　全く変わりました。

藤井　よかったね。この人が気にする人だったら、いろいろな病院に行っちゃうからね。

それで結局治らない。

（IGさんの体の周りの空間でオーリングテストを行う）

はい、オーケー。いいです。お疲れさま。（会場拍手）

セミナー会場でのデモ治療〔18〕SAさん・女性

腰の両側をギックリ腰、その後遺症などの不調——全て空間を治す

藤井　不満をぶちまけてください。

SAさん　両方の腰でギックリ腰をしたことがあって、その後遺症で、自分では特に右側がつらいと思っています。それから、長く座っていると腰のあたりがしびれてきちゃう。あとは、枕が合わなくてタオルとかで調整するんですけど、すごい疲れちゃって、朝起きたときも、腰が痛い、首が痛いです。マッサージに行くと、頸椎《けいつい》4番がずれているとよく言われます。

藤井　座ってください。もともとはギックリ腰がスタートですね。

SAさん　はい。

藤井　上半身から診てみましょう。頸椎は僧帽筋とかで肩甲骨についていますから出ますよね。

（SAさんの右腕を後ろに引く）そんなに出ていないですね。

（左腕を横から持ち上げ、頭のほうに倒す）上げるのがちょっとかたいです。

（左腕を後ろに引く）こっちはいいんだけどね。

（再度左腕を横から持ち上げ、頭のほうに倒す）これがちょっとかたいんですよ。

（右腕を横から持ち上げ、頭のほうに倒す）こっちのほうがやわらかいですね。

（右腕を前から持ち上げる）

（左腕を前から持ち上げる）あ、かたいですね。上げるのがちょっとしんどいですね。

じゃ、施術ベッドに寝てみましょう。腰を診てみます。

（SAさんの右足を伸ばしたまま持ち上げる）あ、重いですね。上がるのをすごい嫌がっていますね。重いですわ。

（左足を伸ばしたまま持ち上げる）こっちがまた重い。

（右足の膝を曲げる）これ、嫌ですか。――大丈夫。

（右足の膝を曲げ、外側に倒す）これは？

SAさん　大丈夫です。

藤井　（左足の膝を曲げる）これ、嫌ですか。――大丈夫。

（左足の膝を曲げ、外側に倒す）これは？――大丈夫。

これは重くて全然上がらないから仙腸関節系ですね。

じゃ、座ってください。仙腸関節、少し股関節という感じですね。といっても、私は病名は別に関係ないので。一応ごちゃごちゃ言っていますけれども、空間を治すのが仕事なんで。

(SAさんの体の周りの空間でオーリングテストを行い、歯を削る)

左の前と横が痛かったよね。つらかったよね。

(SAさんの左腕を横から持ち上げ、頭のほうに倒す・左腕を前から持ち上げる)

軽くなってきましたね。

じゃ、寝ましょう。肝心の腰やな。

これが軽くなったかどうか。

(SAさんの右足を伸ばしたまま持ち上げる) 少し軽くなったけど、まだ重いですね。

(左足を伸ばしたまま持ち上げる) ちょっと軽くなりましたけど、だいぶ重いですね。

もっとグーンと上がってこないとあかん。何が原因なんだろう? 打ったんだよね。ギックリ腰だよね。そのとき何をやりましたか。

SAさん そのときは何もやっていないです。しばらく坐骨神経痛が出ていて、左のときは腰椎というよりは仙骨側というか、そっちのほうが、ずれる感じでした。

藤井 もう一回座ってください。もうちょっとやわらかくなってほしいですね。

(歯を削る) これで消えてくれるはずなんだけどな。

もう一回寝てください。

（SAさんの右足を伸ばしたまま持ち上げる・左足を伸ばしたまま持ち上げる）

ちょっと抜けましたね。

（SAさんの腰に手を当ててオーリングテストを行う）もともと、そんなにやわらかいほうじゃないな。もともとかたいですね。

立って、体を反ったり何かして、痛かったら言ってください。

SAさん　（体を後ろに反らせる。おじぎのような姿勢をとる。体を左右にねじる）

藤井　最初は何が一番しんどかったんですか。

SAさん　座っていると、腰のあたりがしびれてきて、同じ姿勢でいられないんです。さっき（客席で）座っているときも、ちょっとしびれている感じがありました。

藤井　今は大丈夫？

SAさん　大丈夫です。

藤井　座ってください。

これもまさかパワー切れじゃないだろうな。

（SAさんが前に伸ばした左腕を藤井氏が上から押す。腕は下がらない）大丈夫。

（同様に右腕を上から押す。腕は下がらない）大丈夫ですね。

首を診ますね。小指でオーリングを。グッと握っていて。（ＳＡさんの小指を使ってオーリングテストを行う）首を向こうに向けて。こっちを向いて。上を向いて。（ＳＡさん首を上下左右に傾ける）

上ですね。上を向いたときに頸椎が……。多分それが頸椎４番のずれの原因ですね。上を向くのは嫌ですか。

ＳＡさん　そんなことはないです。

藤井　診てみましょう。

ああ、ここも歯の頭がガタガタになっていますね。（前歯を削る）（ＳＡさんの小指を使ってオーリングテストを行う）上を向いてください。――消えましたね。

でもちょっとまだグラウンディングができていませんね。（歯を削り、ＳＡさんの体の周りの空間でオーリングテストを行う）いいでしょう。オーケー。お疲れさまでした。（会場拍手）

セミナー会場でのデモ治療〔19〕TMさん・女性
右膝が痛い、座れない――足の指先がキーポイント

藤井　じゃ、不満を言ってください。
TMさん　2019年に右膝がいきなり痛くなって、それからお座りができないような感じになりました。
藤井　座りができないというのは、正座ができないということですか。
TMさん　そうですね。よくなったり悪くなったりしているような感じがあります。あとは、ここ1週間ぐらい足の薬指の外側が歩くとすごく痛く感じます。先月ぐらいから歯医者さんに通っているんですけど、ここ1カ月ぐらい肩がめちゃくちゃ重い感じですし、体がこわばっている感じです。
藤井　大変ですな。
（TMさんの右腕を後ろに引く）そんなに悪くない。ひっかかりません。
（左腕を後ろに引く）こっちもそんなに悪くない。
（右腕を横から持ち上げ、頭のほうに倒す）ひっかかりません。

（左腕を横から持ち上げ、頭のほうに倒す）ひっかかりないです。

（右腕を前から持ち上げる）これもないです。

（左腕を前から持ち上げる）

上半身はそんなに悪くないということです。さっき言った足の薬指が痛いというのが気になります。僕も研究中なんだけど、足の薬指はかなりキーポイントです。これがやられたら精神的にもやられます。では施術ベッドに寝てください。

（TMさんの右足を伸ばしたまま持ち上げる・左足を伸ばしたまま持ち上げる）

正座ができないということでしたね。ちょっと曲げますよ。

（右足の膝を曲げる）これ、大丈夫やな。どうということはないな。

TMさん 痛い感じがします。
藤井 これも痛い？
TMさん はい。
藤井 （左足の膝を曲げる）これは痛くない？
TMさん 大丈夫です。
藤井 右膝を曲げたときに痛い。痛い薬指は右足ですよね。
TMさん そうです。

藤井　足の指先の小っちゃい関節と真ん中の関節をマッサージするのがいいですね。関節包内運動《ほうないうんどう》です（185ページ参照）。

ものすごく小っちゃい薬指の先のDIP関節を少し引っ張る運動を4～5回やってください。指の付け根のMP関節も4～5回やる。ここを緩めてあげるわけです。

（右足の膝を曲げる）変わったやろ？　まだ痛い？

TMさん　まだ膝が痛いです。

藤井　やわらかくなったんだけど、まだ痛がっているんで、もう一回座ってください。

（TMさんの体の周りの空間でオーリングテストを行う）スピ系のほうですね。

（歯を削る）目、見えるようになりましたか。

TMさん　そう言われると、肩のあたりが軽くなったような気がします。

藤井　今、宇宙と合わせていますからね。

（TMさんの額や頭の周りの空間でオーリングテストを行う）だいぶ合ってきましたね。

だから、これは宇宙系ですな。

TMさん　右膝が痛くなったとき、すごい台風が来て体育館に避難をしたんです。寝て起きて、次の日の朝から右膝が痛くなったんです。それからなんで。

藤井　（歯を削る）これで首、楽になってきましたか。

TMさん　楽になりました。何かかすみが取れたような気分。ここ1カ月ひどかったんで。

藤井　もう一回寝てみて。

（TMさんの右足を伸ばしたまま持ち上げる）軽くなりましたね。

（右足の膝を曲げる）どうや？　変わったか。

TMさん　あ、楽になりました。まだちょっと痛みは残ってるんですけど、さっきよりも全然軽くなりました。痛みがなくなりました。

藤井　もう一回座ってください。若干膝に残っていますから。もうちょっと膝をやります。

（歯を削る）もう一回寝てみましょう。

（TMさんの右足の膝を曲げる）どうや？

TMさん　さっきよりも痛みがなくなりました。

藤井　じゃ、起きましょう。

これで、そろってきたね。さっき指のマッサージをやったのはムダじゃないんです。それをやったからこういう効果が出ているんです。多分台風が来て怖いもんで、足のことを考えないでバーッと行ったから痛めたんだ。そこから治していかないと治らないですよね。

（TMさんの体の周りの空間でオーリングテストを行う）

オーケー。いいよ。お疲れさま。（会場拍手）

■関節包内運動について

関節は、関節包と呼ばれる袋に包まれており、関節はこの袋の中で動く。
このわずかな動きを関節包内運動という。

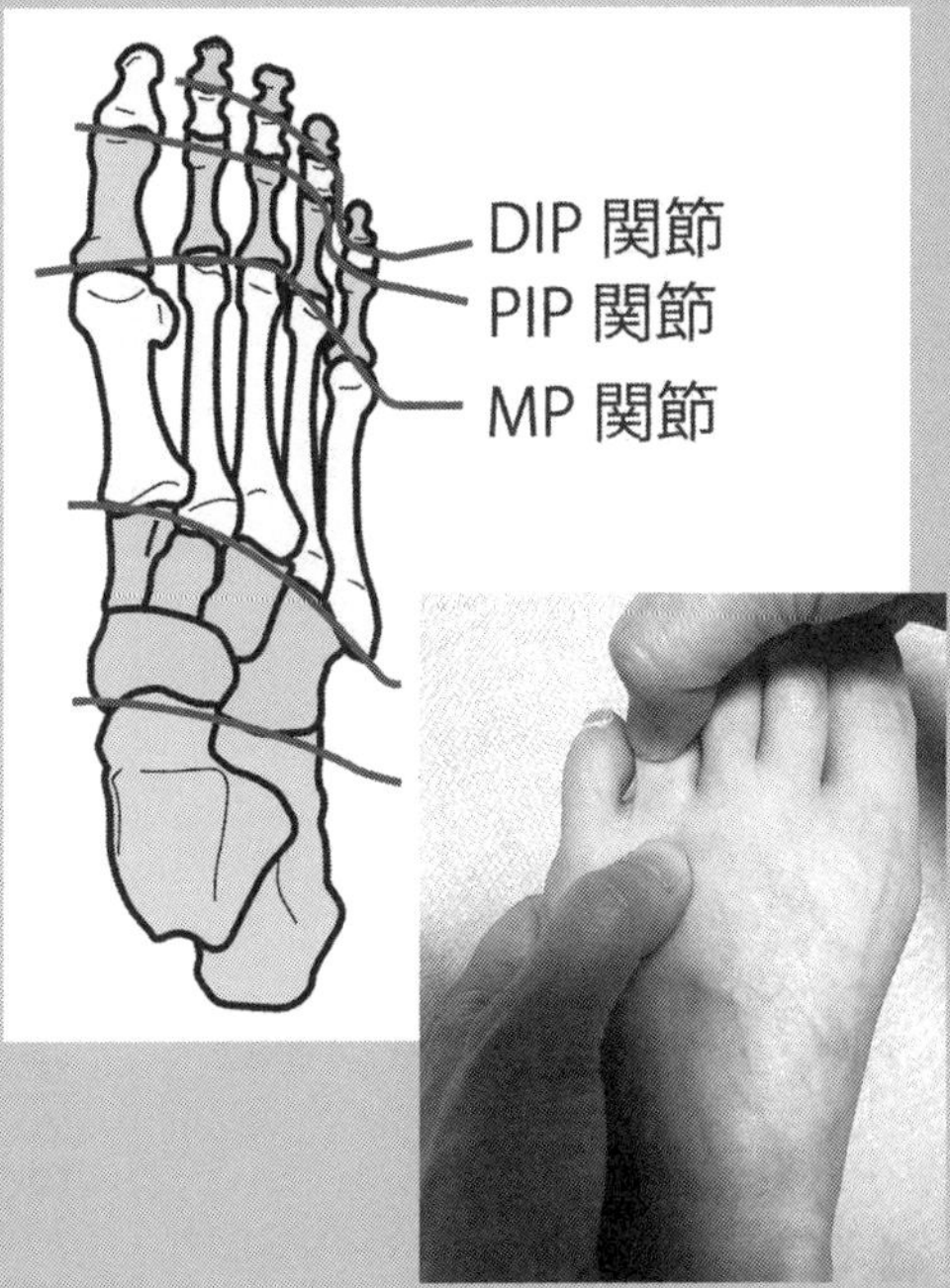

【足指の関節包内運動（マッサージ）の仕方】
片方の手で該当する関節の手前（付け根側）を押さえ、
反対側をもう片方の手で持ち（関節を間に両手で上下を持つような形）
関節を少し引っ張ったり、上下・左右に動かして緩める。
指全体を動かす（骨運動）のではなく、関節を動かす小さな動きになる。
（画像は、左足薬指の MP 関節で行っている様子）

セミナー会場でのデモ治療〔20〕ＫＣさん・女性

口に物が詰まる、臭い、顎がガクガク鳴る――原因はパワー切れ

藤井　じゃ、不満を言ってください。

ＫＣさん　口の中で言うと、物が詰まりやすいのと、口が臭いと言われるのと、顎《あご》がガクガク鳴って顎関節症と言われる状態なのかなと思いました。

藤井　口、あきにくいですか。

ＫＣさん　いや……。（口をあけてみる）

藤井　あくのは普通にあいていますよね。それでも嫌な感じがする？

ＫＣさん　真っすぐあいていない気がします。

藤井　診てみましょうね。

（ＫＣさんの右腕を後ろに引く）やわらかくはないですね。

（左腕を後ろに引く）こっち、かたいですね。こういうところが突っ張ると、口もあかなくなる。

（右腕を横から持ち上げ、頭のほうに倒す・左腕を横から持ち上げ、頭のほうに倒す）

（右腕を前から持ち上げる・左腕を前から持ち上げる）

左が若干かたいなという感じを受けますね。

施術ベッドに寝てみましょう。

（KCさんの右足を伸ばしたまま持ち上げる）下半身のほうがちょっとかたいかなという感じを受けます。

（左足を伸ばしたまま持ち上げる）あ、ちょっと重いですね。かたいですね。

（右足の膝を曲げる）これ、痛いですか。――大丈夫。

（右足の膝を曲げ、外側に開く）これ、どうですか。――大丈夫。

（左足の膝を曲げる）これ、どうですか。――大丈夫。

（左足の膝を曲げ、外側に開く）これは？――大丈夫。

この人、パワー切れかもしれんな。

（寝た状態のKCさんの右腕を垂直に上げた後、下げる。NMさんは下げる力に抵抗する。右腕は垂直を維持できない）パワー切れやな。

（同様のことを左腕で行う。左腕も垂直を維持できない）ああ、全身があかんわ。

（KCさんの右足の膝を曲げた状態から真っすぐに戻す。KCさんは戻そうとする力に抵抗する。膝を曲げた状態を維持できない）ああ、弱いな。

（同様のことを左足で行う。左も維持できない）パワー切れですね。

本体はパワー切れです。

座ってください。

（KCさんの体の周りの空間でオーリングテストを行う）今日初めてのケースですが、若干心の病が出ています。それを追求するとかわいそうだから、私は言いません。「なんやねん？」と言うたら、話がややこしくなる（笑）。

（KCさんの歯を削る）今日も、こうやって会場を見とっても、8～9割方、女性です。男は来へん。男はアホやから、見えないものは信じないという人が多い。

脳の腫瘍で亡くなった関本という先生がいます。いろいろ本を書かれている有名な先生で、僕の高校の後輩になります。関本先生の病気が悪くなって、有名な先生だから、患者さんがいろいろ代替医療の本を持っていくんですが、関本先生は「こんなものを持ってきやがる」と言って、自分は抗ガン剤だけ打って死んじゃった。関本先生もそうだけど、統合医学で長生きするぐらいだったら、西洋医学で死んだほうがいい、そんな感じなんです。そこまで行ったら、もうしようがない。でも、見えない世界のほうが多いんだよね。

（KCさんの右腕を後ろに引く）だいぶ回りましたね。

（左腕を後ろに引く）まだ少しかたいね。

まだ何かついているか。（ＫＣさんの体の周りの空間でオーリングテストを行う）さっき言ったけど、心の病から来ているもんで、第４チャクラをちょっと。

これは稲妻水（雷の放電現象と同様にして作られた水）をスプレーにしたものです。これを胸のところにかけると、わりと心の病が消えてくる。（稲妻水をスプレーする）

（左腕を後ろに引く）だいぶやわらかくなった。

（右腕を後ろに引く）ああ、いいですね。

じゃ、寝てください。

（ＫＣさんの右足を伸ばしたまま持ち上げる）お、いいじゃない。

（左足を伸ばしたまま持ち上げる）こっちがまだちょっとかたい。

（右足を伸ばしたまま持ち上げる）こっちはだいぶやわらかくなりました。

左がちょっとかたいんで、仙腸関節を調べます。（ＫＣさんの腰に手を当ててオーリングテストを行う）

座りましょう。あと左の足が上がるようになれば多分いけます。

（歯を削る）もう一回寝てみましょう。これで左足が上がってくれたらいいんですけどね。多分いけるでしょう。

(KCさんの左足を伸ばしたまま持ち上げる)いけるね。オーケー。
座ってください。
口のあきぐあいは変わりましたか。

KCさん　(口をあけたり閉じたりする)

藤井　オーケーだね。しんどいのは、あと何かある?――わからないんだ(笑)。

(KCさんの体の周りの空間でオーリングテストを行う)ちょっと変わってきましたね。
いいです。オーケー。お疲れさまです。(会場拍手)

セミナー会場でのデモ治療〔21〕KKさん・女性
歯を噛み合わせる音がきれいに響いていることが大事

藤井　どうぞ座って不満を言ってください。前も会ったよね。

KKさん　そうです。

藤井　性懲りもなくまた来たの?(笑)

KKさん　11、12月ぐらいから左のこのへん(頬のあたりをさわる)の歯茎が腫れてしまって、放置して歯医者さんに行っていないんです。

藤井　それだけの話かい？

KKさん　あと、私は多分右から電磁波を受けていて、今、右の手のあたりがしびれているのと、ばね指がガクガクするんです。右が結構……。

藤井　右が全部やられているのね。わかりました。調べてみましょう。

（KKさんの右腕を後ろに引く）そんなに悪くないけど……。

（右腕を横から持ち上げ、頭のほうに倒す）上に上げるのがちょっとかたいですね。

（左腕を後ろに引く）これ、重い。

（左腕を横から持ち上げ、頭のほうに倒す）両方とも外が若干かたいですね。

（右腕を前から持ち上げる）ああ、重い。

（左腕を前から持ち上げる）前が重いですね。一番前が悪いですね。

じゃ、施術ベッドに寝てみましょう。

（KKさんの右足を伸ばしたまま持ち上げる）下半身はそんなに悪くないですね。わりとすんなり上がりますね。

（左足を伸ばしたまま持ち上げる）うん、そうですね。

（右足の膝を曲げる）大丈夫ですか。

（右足の膝を曲げ、外側に開く）痛くない？　オーケー。

（左足の膝を曲げる）痛くない？

（左足の膝を曲げ、外側に開く）あ、これ、やわらかいな。

左はペタッとつくから、右の股関節が若干かたいかな。腕の上がりは相当かたいですね。

座りましょう。（歯を削る）

最初、前がかたかったですね。

（KKさんの右腕を前から持ち上げる）軽くなりましたね。

（左腕を前から持ち上げる）軽くなりましたね。

（右腕を横から持ち上げ、頭のほうに倒す）わりとやわらかくなってきましたね。

（左腕を横から持ち上げ、頭のほうに倒す）

もう一回寝てください。

（KKさんの右足の膝を曲げ、外側に開く）あ、つきましたね。これで股関節がやわらかくなりました。

もう一回座りましょう。

ちょっとカチカチして。

KKさん　（歯をカチカチ鳴らす）

藤井　もう一回カチカチして。

ＫＫさん　（歯をカチカチ鳴らす）

藤井　嚙み合わせをちょっと治しておきますね。

（歯を削りながら）これは歯医者さんで治しておかないとまずいかもしれない。ここだけじゃやり切れないですね。――カチカチして。

ＫＫさん　（歯をカチカチ鳴らす）

藤井　音、変わったやろ？　よくなりましたね。

音はバカにならないです。頭が釣鐘《つりがね》だとすると、カチカチしたときの音が真ん中に集まってきます。真ん中には松果体とか、脳幹（中脳、橋《きょう》、延髄《えんずい》）とか、脊髄《せきずい》があって、ここにきれいな音の波動が伝わればいいけど、汚い嫌な音の波動が伝わると、睡眠不足につながったり、ヘタしたら脳幹出血を起こします。脳幹出血になったら大変です。手術のしようがなくて助からない。あとは拝むしかないです。

（ＫＫさんの額の周りの空間でオーリングテストを行う）ちょっとまだあかんな。

（歯を削り、ＫＫさんの体の周りの空間でオーリングテストを行う）見えてきたか。変わってきた？

ＫＫさん　明るくなってきました。

藤井　第3の目ですな。

オーケー。いいです。お疲れさま。（会場拍手）

セミナー会場でのデモ治療〔22〕WHさん・女性
睡眠時の舌の位置――歯に当たって嫌がっていないか？

藤井　どうぞ不満をぶちまけてください。

WHさん　睡眠不足が先か、頻尿が先かという感じですが、ワンちゃんがいて家族みんなを見回るんで、そのたびに起こされています。そうすると、なんかトイレに行っちゃうんですね。明け方に2～3回行ったりします。それで「頻尿なの？」と思ったり、睡眠不足もあって、最近、記憶力がすごく悪くて、頭まで来ちゃっているかなという感じです。それから、右の足裏のあたりが痛いんです。

藤井　基本は熟睡ができたらいいだけの話です。

施術ベッドに寝てください。

夜寝るときは、枕、していますか。

WHさん　しています。

藤井　枕がないんで、代わりのもので枕をして寝ている状態にして診てみます。

（WHさんは枕をして仰向けの状態。本人の指を使ってオーリングテストを行う）これ、パカパカに開きます。

（WHさん左向きに寝返りを打つ。本人の指を使ってオーリングテストを行う）これは閉まっています。

（同様に右に寝返りを打ち。オーリングテストを行う）これはパカパカです。

右が一番向きにくい。その次が上で、一番向きやすいのが左で、左ばかり向いていると、体がひずんでくるわけです。右向きに寝たときがパカパカなんで、これをしっかり閉まるようにすれば、左右均等に寝返りを打てるようになります。右を向きにくい原因がどこにあるか。これを治さなあかん。犬が来たって、熟睡していたら目が覚めないわけやからな。

WHさん　確かに。

藤井　じゃ、座りましょう。

（WHさんの右腕を後ろに引く）やわらかくはないね。

（左腕を後ろに引く）こっちのほうがやわらかいですね。

（右腕を横から持ち上げ、頭のほうに倒す）これはまあまあですね。

（左腕を横から持ち上げ、頭のほうに倒す）

（右腕を前から持ち上げる）これはいいですね。

（左腕を前から持ち上げる）こっちはやわらかいですね。

右にかたさが残っているかなという感じです。

（ＷＨさんの体の周りの空間でオーリングテストを行う）右の下の歯ですね。

（歯を削り、ＷＨさんの右腕を後ろに引く）

ＷＨさん　おお、すごい（後ろに）行っている！

藤井　（右腕を横から持ち上げ、頭のほうに倒す・右腕を前から持ち上げる）

ここまではいいです。

また寝てください。

（ＷＨさん仰向けになる。右向き寝返りを打った状態で本人の指を使ってオーリングテストを行う）まだ開くんで、治っていません。一番よくあるのは、舌が重力で落ちて、そこにさわる歯があるんです。舌が落ちたところに当たって嫌なところを丸めてあげるわけです。

（右向きに寝た状態で歯を削る）

（ＷＨさん仰向けになる。本人の指を使ってオーリングテストを行う）これはもう閉まるようになりますからね。
（右向きに寝返りを打ち、同様にオーリングテストを行う）閉まるやろ。寝た感じが変わりませんか。こっちのほうが寝やすいと思う。——まだちょっと開きますね。だいぶ閉まってきましたけどね。
（WHさん仰向けの状態で歯を削る）
（右向きに寝返りを打つ）変わりましたか。

WHさん　うん。（寝返り）しやすい。

藤井　寝返りしやすくなってきた？

WHさん　はい。（仰向けに戻る）

藤井　（再度右向きに寝返りを打ち、本人の指を使ってオーリングテストを行う）あ、閉まりましたね。オーケー。
　これで体の感じ、変わりませんか。

WHさん　（施術ベッドをおりて）あ、全然違う。肩のあたりまで軽くなっています。

藤井　じゃ、座ってみましょう。
（WHさんの体の周りの空間でオーリングテストを行う）宇宙がまだ治っていないね。宇宙とつながないといけない。

（歯を削る）つながったか。見えるか。

WHさん　今ビクッといった。

藤井　（WHさんの体の周りの空間でオーリングテストを行う）宇宙はいいですね。グラウンディングがまだ悪いです。

（歯を削る）

（同様にオーリングテストを行う）これでいいですね。オーケー。いいですよ。お疲れさまです。（会場拍手）

セミナー会場でのデモ治療〔23〕KYさん・女性
異変のある目の空間と共鳴している歯を探して調整する

藤井　どうぞ不満を言ってください。

KYさん　一つは、左目が黄斑《おうはん》変性になって、手術をするかということだったんですけど、毎日シリカを入れていたら手術をしなくてもよくなりました。でも、ちょっと見えなくて。曇っていて、左の方の視野がすごく狭くて、字もほとんど見えないです。

もう一つは、「虫歯」と言われて歯を抜いたんです。治療していたんですけど、「隣の歯も悪いから抜きなさい」と言われて、いろいろしていたら、その次の歯も悪くなって、「普通そこの部分の歯だけ悪くなるはずが、あなたの場合は菌が横に全部行っている」と言われて「えーっ」と思って、今はやめてしまったんです。

藤井　目がつらいわけね。多分、第3の目と第4の目が開いていないから、第1と第2の目に負担がかかりすぎているんでしょうね。

（KYさんの顔前の空間でオーリングテストを行う）あ、全然ダメだ。

（KYさんの右腕を後ろに引く・左腕を後ろに引く）

ちょっとかたいですね。第3の目が開いていないんでしょうね。

（右腕を横から持ち上げ、頭のほうに倒す・左腕を横から持ち上げ、頭のほうに倒す）

（右腕を前から持ち上げる・左腕を前から持ち上げる）

ちょっとかたいのかな。

（KYさんの顔前の空間でオーリングテストを行う）松果体自身が弱っちゃっている。

（歯を削りながら）ああ、ガタガタになっちゃっているな。これはつらいというか、しんどい。膿がどんどん出ているし、ちゃんと治しておかないとヤバイですよ。左の奥から2番目の歯は抜くなりなんなり、すぐしないとヤバイぞ。膿が出ているのが外から見ていてわかるもんな。

ＫＹさん　かぶせるのもしていたんですけど、何度もうまく入らなくて。

藤井　これはかぶせるどころじゃない。抜いたほうが早い。絶対抜いたほうがいい。

（ＫＹさんの右腕を後ろに引く・左腕を後ろに引く）

（歯を削る）どや。見えてきたか。——第3の目で見るから、目そのものよりも全体で見ていますから。

（左腕を後ろに引く・右腕を後ろに引く）

だいぶやわらかくなってきましたね。

（ＫＹさんの右目を手で覆って）左が見えにくいんやね。

ＫＹさん　はい。曇っています。

藤井　（先程と同様に手で左目を覆って）右は見える？

ＫＹさん　はい。

藤井　（ＫＹさんに左目の視野の曇りの改善ぐあいを聞きながら、歯を削る治療を繰り返す）左目の曇りのある空間と共鳴している歯を見つけて治療をしていますからね。どうですか。

ＫＹさん　あ、向こうが見えるようになりました。ありがとうございました。

藤井　いいです。オーケー。お疲れさまでした。（会場拍手）

普通、黄斑変性は治らんわな。治せと言われてもムリ。「移植手術でもするか」と言われるぐらいです。

セミナー会場でのデモ治療〔24〕ＨＴさん・女性

体がかたい・筋力がなく　骨折する——歯の詰め物の異常

藤井　不満を言ってください。

ＨＴさん　いろいろあるんですけど、一番は、後頭部が、麻酔銃を撃たれたみたいに何かちょっと眠くなるんです。2～3年前、歩いているときにその症状が起きました。それから医者に行って検査もしたんですけど、よくわからなくて。血糖値が上がるとかそっちのほうから食事のケアをしているんですけど、まだよくならないです。

あと、前に白内障の手術をしてレンズが入っていて、視力もすっきりしていて、そこそこよかったんですけど、最近、見えにくくなってきて、あまりよくないんです。半年前からパソコンの塾に入ってＩＴ関連の仕事を相当やったんで、見えなくなったのかなと。

それとは別に、17歳のころにスキーで右足を骨折しました。去年はウォーキング中に何もないところで右の膝をついて、ひびが入りました。今年の1月11日にはお伊勢参りをして右の肩を骨折しました。

藤井　すぐ折れる人やな。

HTさん　そうなんです。右ばっかり折れるのはおかしいなと。

それと、左の舌にいつも力が入っていて、舌に歯型がついているんです。

藤井　ありすぎてわからへんな（笑）。全身治すしかないな。

座ってください。

（HTさんの右腕を後ろに引く）うわ、全然動かないですね。

（左腕を後ろに引く）かたい。

逆に言うと、かたいからケガをするんですね。かたいから骨を折る。やわらかかったら折れていないですよね。

（右腕を横から持ち上げ、頭のほうに倒す）かたいねえ。カチカチやね。

（左腕を横から持ち上げ、頭のほうに倒す）こっちはまだ曲がりますね。

（右腕を前から持ち上げる）かたいですね。

（左腕を前から持ち上げる）まだ曲がる。

ケガをするのは右ですか。

HTさん　はい。

藤井　この人、かたいのと、筋力がないのと、ダブルで来ている可能性が高いです。筋力があると、ある程度防げるんだけど、ないから折れちゃう。

では施術ベッドに寝てください。

（HTさんの右足を伸ばしたまま持ち上げる）上がるけど……。

（左足を伸ばしたまま持ち上げる）こっちのほうがやわらかいな。

やっぱり右はかたいですね。

（右足の膝を曲げ、外側に開く）ちょっとかたいかな。

（左足の膝を曲げ、外側に開く）こっちのほうがちょっとやわらかいような気がしますかね。

多分パワー切れじゃないかな。

（寝た状態のHTさんの右腕を垂直に上げた後、下げる。HTさんは下げる力に抵抗する。右腕は垂直を維持）あ、そうでもないですね。

（同様のことを左腕で行う。左腕も垂直を維持）そうでもないです。

（HTさんの右足の膝を曲げた状態から真っすぐに戻す。HTさんは戻そうとする力に抵抗する。膝を曲げた状態を維持）大丈夫。パワー切れではなさそうですね。

（同様のことを左足で行う。左も維持）

これは柔軟性ですね。やわらかくすればなんとかなる。特に上半身がカチカチなんで、調べてみましょう。

（HTさんの体の周りの空間でオーリングテストを行う）

（歯を削りながら）セラミックと思われる詰め物が詰められているんだけど、そこにちょっと異常が出ているみたいですね。

（HTさんの右腕を後ろに引く）曲がりだしましたね。

（左腕を後ろに引く）だいぶ曲がるようになりましたね。

（右腕を横から持ち上げ、頭のほうに倒す）これ、かたかったけど、まだ、ちょっとかたいですね。

（右腕を前から持ち上げる）これもちょっとかたいですね。

（左腕を前から持ち上げる）こっちはわりとやわらかかったね。

右がまだ若干かたい。

（右腕を後ろに引く）これは、だいぶ動いてきたんです。

（右腕を横から持ち上げ、頭のほうに倒す）これがまだかたいね。

（HTさんの体の周りの空間でオーリングテストを行いながら）空間のほうはだいぶ合ってきた。あとは宇宙のほうやな。

（歯を削る）見えるようになりましたか？

シリカの水を買って第3の目（眉間）のところに塗っておいてもいいです。もっと安いのは、太陽を見ていればいい。お日さん、ジーッと見とけば活性化するから。それが一番安い。タダやで。

HTさん　太陽を直《じか》に見てもいいんですか。

藤井　直に見なあかんねん。直に見るのがコツやねん。どうしてもまぶしかったら目をつぶっておいてや。それは第3の目で見とって。一番安いで。朝日がいいのか、夕日がいいのかとよく言われるけど、水平線、地平線が見られる人は、水平線から太陽が小っちゃく見えるのが一番いいみたいね。うちは海がないからよくわからないけど、須磨海岸とか行ったら、サーッと落ちたところが見えるかもしれない。では、また寝てみて。

（HTさんの右腕を後ろに引く）だいぶよくなりましたね。

（右腕を横から持ち上げ、頭のほうに倒す）

（右腕を前から持ち上げる）

だいぶ緩んできましたね。

（右足を伸ばしたまま持ち上げる）ああ、軽くなった。
（左足を伸ばしたまま持ち上げる）軽くなったね。
（右足の膝を曲げ、外側に開く）だいぶ緩みましたね。
（左足の膝を曲げ、外側に開く）オーケー。
じゃ、おりて座ってください。
今、体の症状でどこが残っていますか。

HTさん　まだ後頭部が重たいです。眠くて重いです。

藤井　（首が一番つらくなる格好を調べる。上を向いたとき、下を向いたとき、左右にかしげたとき、左右を向いたときで確認する。HTさんは特につらさを訴えない）痛むのが嫌なの？

HTさん　後頭部が重いのに、前のほうはわりとさえています。

藤井　（後頭部を指して）ここね。

HTさん　軽く寝ると治りはするんですけど。

藤井　（HTさんの頭の後ろの空間でオーリングテストを行い、歯を削る）変わりましたか。

HTさん　左半分はよくなりました。右半分はまだ重いです。

藤井　（歯を削りながら）本人に「ここや」とか「このへん」とか言われても、ピカピカ光ったらすぐわかるんだけど、こっちは本人が言っていることがよくわからない。それをわかってあげないといけないんです。「何わけのわからないことを言っているんだ」で精神科を紹介されたら、元も子もないんで。最近は、「わけのわからないことを言っているやつをみんな回してきやがる」と言って精神科の先生が怒っています。

どう？　変わってきましたか。

HTさん　見え方がすっきりしました。

藤井　診たり検査してわかる世界と違うからね。人間をセンサーにしてやればわかるんだけど、人のセンサーよりも機械の像を信頼する人たちがまだいっぱいいるから。

（歯を削る）変わりましたか。

HTさん　そうですね。見え方が。

藤井　（HTさんの額の前の空間でオーリングテストを行う）宇宙がまだちょっと甘いですね。

（歯を削る）見えましたか。

HTさん　そうですね。

藤井　そない言わな、帰られへんからね（笑）。

（HTさんの体の周りの空間でオーリングテストを行う）ちょっと甘いな。なんでしょうね。何かついているのかな。何か嫌らしいやつがおるな。こっちがやると逃げるんだわ。さっきおらんかったところに異常が出てくる。

（歯を削る）ああ、いいですね。消えましたね。

オーケー。いいですよ。お疲れさま。（会場拍手）

さあ、脳歯科を広めよう‼　完治はムリでも高い改善率！

藤井　「僕の講演会はこれで終わります」って、これは治療会やね。講義のパワーポイントも何も出さなかった。「なんなんだ、これは」ですが（笑）、論より証拠で、ほぼ100%近い患者さんが完治はムリにしても改善はしたかなと思います。そのぐらいの威力を発揮する治療なんです。

ほんとはこういう治療を広げていって、家の隣の歯医者でこういう治療が受けられる世界をつくらないといけないんだけど、なかなか広がらないんで、あとはSNSという武器をさんざん利用するしかないですね。ネットで検索すると「脳歯科、怪しい」、「藤井佳朗、怪しい」と出てくるものね（笑）。みんな「怪しい」ですから、「怪しくない」と書きまくって。

怪しいんじゃなくて、それを解明できないだけの話なんです。現象としてはあるんだから、解明できなければ、解明できるように進歩させるのが科学者の役割だと思うんです。自分の知っている科学のレベルで説明できないものは「怪しい」と言って否定していたら、いつまでたっても先に進みませんね。

　ということで、今回の治療会はこれで終わりにします。お疲れさまでした。

司会　皆さん先生のもとへ通われたいお気持ちは、やまやまかと思います。神戸まで行かれる方はぜひ新神戸歯科に。先生の予約は今、普通にとれるんですか。

藤井　さあどうでしょうねえ。

司会　お忙しくて駆け回っていらっしゃる印象ですね。「神戸まではちょっと」という方は、先生のお弟子さんの認定医の先生がいらっしゃいますので。

藤井　「脳歯科」で検索したら、認定医の先生がいます。ご自身の地元にもいるかもしれません。関東が多いですけどね。

司会　あと、周りで、そういったお話のわかりそうな歯医者さんがいらっしゃったら、ちょっと小耳に挟ませるようなことをしていただけると（笑）。先生のところで研修を受けると認定医になれるんですか。

藤井　僕のところで藤井塾をやっています。私の塾で勉強して、それなりの実力をつけたら、認定施設として認定しています。ただ、この技術は日進月歩なんで、年に1回は必ず集まってレベルを合わせています。認定医も更新しています。更新していない古い認定医がいたらあかんので。

司会　続けて治療を受けたい方、ちょっと大がかりになりそうな方は、ぜひご参考になさってください。

本日は、3時間の治療をありがとうございました。

第3章

もう誰も無視できない!?
別次元の医学の
始まりを告げる!!

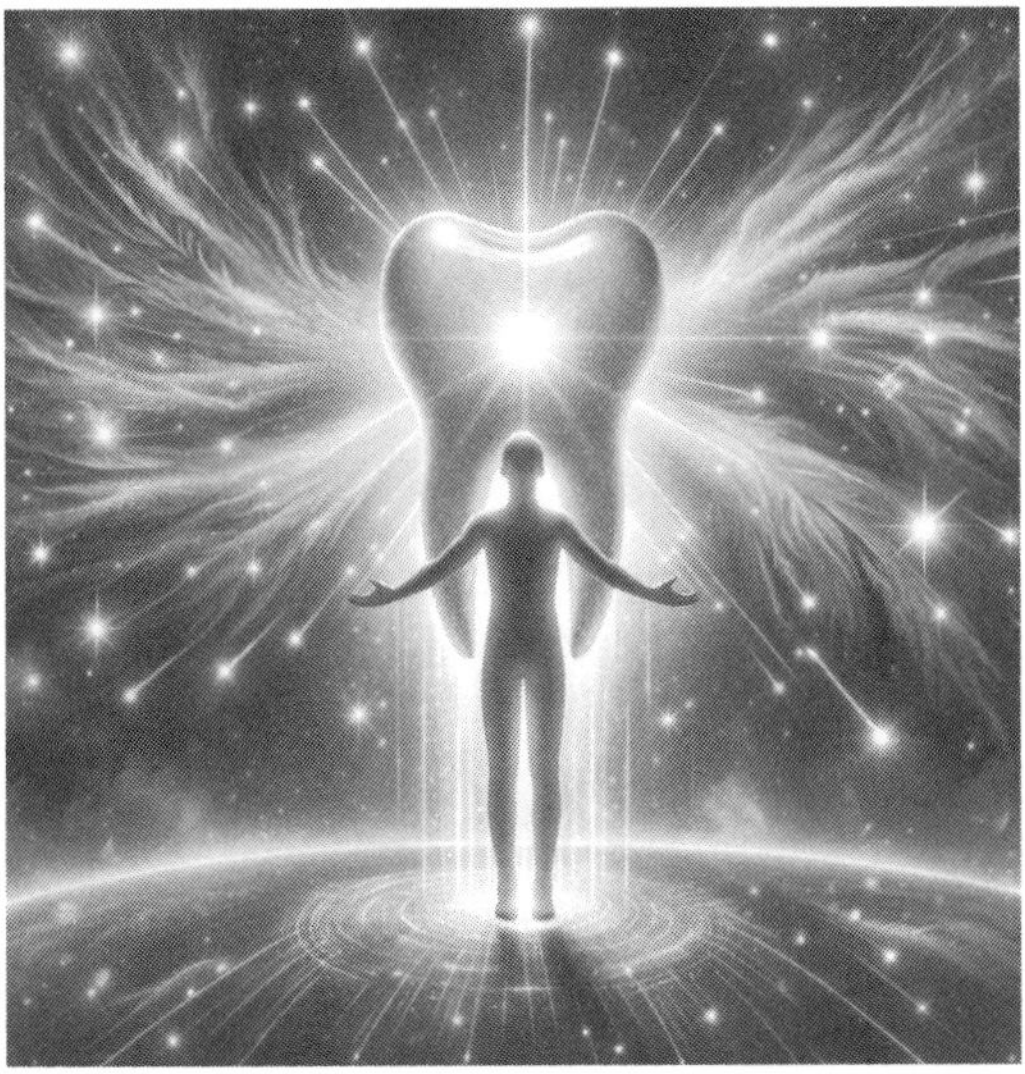

脳と歯と量子波（歯）!?

脳歯科治療体験会セミナー

2023年7月2日（日）実施

「〈治る〉とは何か」の探求
なんで再発するのか!?　なんで効く人と効かない人がいるのか!?

藤井　皆さん、こんにちは。

今日は、「世界に冠たる」と自分で言うのもあれだけど、すごい発表を2つしようと思っています。これは世界中の医学にとって夢をかなえるものなんです。

1週間ほど前に京都で学会がありました。いろいろな人がいろいろなことをやるんですが、もともとガンの学会だったのが、形を変えて再スタートしたらしいです。

ガンの治療というのは、もちろん手術で切って、放射線をかけて、抗ガン剤をやるわけですが、そんなのは大しておもしろくもないんで、そういうことをしない研究会、いわゆる代替医療とか統合医療をやっていこうという学会です。

ここに『究極のCBD【奇跡のホップ】のすべて』（上古眞理・蒲生展之著：ヒカルランド）という本があって、ちょっとびっくりしました。マリファナのいいところだけをとった健康食品を売っている会社がありますけど、本で取り上げている「究極のCBD」は、マリファナと同じような作用があるんだけど、ホップでつくっているから有害成分は入っていない。

このCBDも発表されていますけれども、こんなのが世の中にはいっぱいあって、ボンボン発表されています。それらのどれ一つをとっても、発ガン性がこれだけ減ったとか、転移しているのがなくなったとか、これさえあれば、ガンなんか治ってしまうじゃないか、ガンなんてとっくに制圧されているじゃないかと思うようなグラフ、データが示されています。でも、普及はしていない。僕が皆さんにお見せしている治療もそうだけど、「これ、治りませんでした」というものは発表しない。「治りました」というものしか発表していないんです。

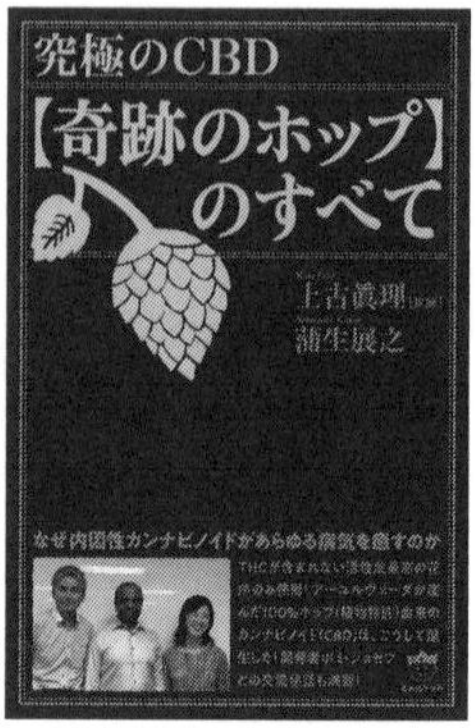

同じ病気で、同じ治療をしたのに、ある人はすごく効くけど、ある人は効かない。あるいは、やって効くんだけど、何カ月かしたら再発しているというパターンがあります。これは整体とかに多いですね。治療して「ああ、楽になったわ」と言っていたのが、1週間ぐらいたったらまた治療している。「毎週、整体、行ってんねん」という人がいますが、それはずっと再発しているわけです。
そこに私は疑問を感じていました。なんで再発するのか、なんで効く人と効かない人がいるのかということを、ずっと考えていました。そして、あるヒントが得られたんです。

はっきり言えば、それはとんでもないことなんですが、それを今日発表しようかなと思っています。

第3の目を開き、クリアリングする、霊力を持つ言葉

藤井　せっかくだから、石井社長、寝ていないで、前に出てきて座ってください。

石井　（着席）

藤井　社長は、健康に関する本を出したり、いろいろな健康食品を扱っています。そういう人は体が弱いねん（笑）。

石井　そのとおりなんですよ。常に課題が来ます。

藤井　体が悪いから、よくするにはどうすればいいかを考える。この人はそういう運命にあるんです。健康な人に病気の人の気持ちなんてわからへんて。

石井　今も咳が出かかっています。

藤井　咳の原因は多分霊です。「サムハラ、サンバラ、シャンバラ」を……。

石井　（咳き込む）

藤井　ほら、言うだけで出だした。これ、飛ぶぞ。石井社長の後頭部、首のあたりに向かって「サムハラ、サンバラ、シャンバラ」と言います。（3語を繰り返し唱える）

（石井社長の頭の後ろの空間でオーリングテストを行いながら）変わってきましたか。

石井　視界がすごくクリアになりました。軽くなった。

藤井　ゼロポイントとつなぐところを第3の目と言います。宇宙とつながって第3の目が開いてくると、よく見えるようになってくる。第3の目だけ開きたかったら、「サムハラ、サンバラ、シャンバラ」と言えばいい。3・6・9で「ミロク」ですから、9回ですね。

（3語を9回唱える）

どうですか。

石井　軽くなりましたね。（少し咳き込み、胸をおさえる）

藤井　悪霊が出よるねん。窓、あけておいたほうがいいよ。誰かに移るで（笑）。こういうふうに咳をする人が多いです。出てくるんです。「サムハラ、サンバラ、シャンバラ」はすごい霊力なんです。これを唱えるだけで変わる。だから、遊び半分にやらないこと。やったらバチが当たって死んでしまうぞ。

石井　ありがとうございました。

第3の目、第4の目を開いて宇宙を見やすくする

セミナー会場でのデモ治療〔25〕ＩＢさん・女性

藤井　この間の講演会は結局、治療会になっちゃった。いろいろしたかったんだけど、デモ治療希望者を治療していたら時間が来て終わりになって、「なんなんだ、これ。治療会か？」でしたね（笑）。

では最初の方、こちらに座って、みんなに向かって何に困っているか言ってください。

ＩＢさん　（胸の上部を手で押さえながら）胸が痛いです。

藤井　どういうぐあいに痛いですか。

ＩＢさん　軽い痛みから、ちょっとつらいとき、ちょっと耐えがたいときも、たまにあります。

藤井　耐えがたい痛みがある。

ＩＢさん　何かつらくて、痛み止めを飲む寸前ぐらいのときもあります。

藤井　痛み止めは効きますか。

IBさん　いや、飲んでいないです。

藤井　飲まずに頑張っている。

IBさん　はい。それが5月ぐらいから徐々に出始めて、最近は毎日出ますが、しんどくない日、痛みが強くないときもあります。一日の中でも、ずっと痛みがあるわけじゃなくて、痛みが出るときと出ないときがあります。お医者さんに行ってレントゲンを撮ってもらったら、「喘息《ぜんそく》じゃないかな」と言われたんですけど、私は全く咳もしていないし。なので、お医者さんからもらった薬も飲んでいません。

藤井　喘息は、しんどいことがあっても、胸が痛くなることはあんまりないよね。

IBさん　何の病気なんだろうというか、すごく心配です。

藤井　痛いのは胸のどのあたりですか。

IBさん　こっち（右側の上部）です。

藤井　押したら痛いということはありますか。

IBさん　そういうのはないです。

藤井　調べてみますね。

（IBさんの右腕を後ろに引く）

（左腕を後ろに引く）こっちのほうがやわらかいかもしれませんね。

（右腕を横から持ち上げて頭のほうに倒す・左腕を横から持ち上げて頭のほうに倒す）

（右腕を前から持ち上げる）こっち、ちょっとかたいですね。

（左腕を前から持ち上げる）どっちもかたいか（笑）。

（ＩＢさんの体の周りの空間でオーリングテストを行う）これは空間を見ています。今、見えている感じを覚えておいてくださいね。

じゃ、ちょっとサンバラ、かけてみますね。（ＩＢさんの後ろで両手を合わせ「サムハラ、サンバラ、シャンバラ」と繰り返し唱え、さらに「サムハラ、サムハラ……」と繰り返し唱える）

（ＩＢさんの右腕を後ろに引く）緩み出しています。（会場から歓声が上がる）

これを見て「おおっ」とか「えーっ」と言った人は約１２０年遅れていますよ。

（左腕を後ろに引く）回ってきた。

（右腕を横から持ち上げて頭のほうに倒す）もう楽になりましたね。

（左腕を横から持ち上げて頭のほうに倒す）楽になりました。

（右腕を前から持ち上げる）楽になりました。

（左腕を前から持ち上げる）楽になりました。

これだけじゃ歯科医の面目が立たへんねん。

（ＩＢさんの額の前の空間でオーリングテストを行いながら）第３の目のところから大体30度上でアカシックレコードに向かっていて、宇宙から高次元の叡智がバーッと来ているんだけど、第３の目の手前の部分で濁っちゃって、第３の目に入らないんです。今からそれをつなぎます。

こういう講演会は、祝詞とかそういうものを言えるからいい。言わせてくれない学会があって、そういうところでは本音で言えない。前にも話しましたが、偉い先生なんですが、神様、神様と言っていたら、学会で神様という言葉を使うなと言われたんです。でも神様はいるに決まっているじゃないかということで、結局、サムシング・グレートで妥協することになりました。だから、サムシング・グレートでつなぎます。

（歯を削り、ＩＢさんの額の前の空間でオーリングテストを行う）反応しなくなりました。

――どうですか。見えてきましたか。

ＩＢさん　はい。ちゃんとはっきり。

藤井　これは解剖学的な2つの目じゃなくて、スピリチュアルな３つ目の目が開いたから、見えてくるわけです。時々分厚い、度の強いメガネをかけている人がいます。そういう人に「なんでかけてるん？」と聞くと、「視力が出えへんねん」と言う。でも、なんぼ度を強くしてもムリです。３つ目の目を開いたほうが早い。そうしたら見えるようになる。

（IBさんの右腕を後ろに引く）ほら、こんなに回るようになった。胸の右上のあたり、感じが変わりましたか。

IBさん　肩の痛みはないです。

藤井　今、緩んだから。話を聞いていると、多分そこから胸の痛みが来ていたと思います。胸の上部の筋肉と肋骨、胸骨が突っ張って痛かったんじゃないか。そこはレントゲンには出てこないからね。だけど、明らかにかたかった。

　だんだんよくなってきましたが、3つ目の目があって、次は4つ目の目があるというわけです。この人は第4の目が開いていないので、多分上を向きにくいと思います。

　上を向いてください。——痛いですか。

IBさん　そうでもないです。

藤井　今、上を向いた状態で大体どのあたりまで見えるか覚えておいてください。

　上向きができないと宇宙が見られない。だから、第4の目をちょっと。（歯を削り、IBさんの前の空間でオーリングテストを行う）上を向いてください。グーッといって。

——より上を向けるようになりましたか。

IBさん　はい。

藤井　宇宙が見やすくなるね。

頭の位置を戻してください。さあ、視界はどうなりましたか。

I―Bさん　ちょっとよくなったかもしれないです。

藤井　どっちかといったら、第3の目が開くと「よく見える」、第4の目が開くと「視界が広がった」と言う人が多いです。第4の目は視界で、第3の目は視力。じゃ、立ってください。体の感じ、変わりましたか。

I―Bさん　軽い感じがします。

藤井　痛かったところはどうですか。

I―Bさん　今、それほどでもないです。

藤井　姿勢がよくなった気がするな。自分でもそんな気がしますか。

I―Bさん　はい。

藤井　猫背の人は、背中を伸ばすよりも楽だから猫背になっている。正しい姿勢だと、猫背は逆にしんどい。背筋を伸ばしているほうが楽なんです。

猫背、やってみて。――やりにくいでしょう。

I―Bさん　はい。違います。

藤井　いい姿勢のほうが楽になる。背筋がシャンとしていると、いろいろな病気が治るということです。第3の目、第4の目を診て、よく見えるようにして、背筋を伸ばす。これが基本です。どんな治療でも、まずこれをしてからです。ガンとか何とか言われても、まずこれをやる。これをやるだけで大体8割ぐらいの症状は消えます。残りの2割、例えば腕が痛いとか残っていたら、それはそれで、またそれと共鳴している歯を見つけて、歯から出ている波動を変えればいいわけです。

どんな病人が来ても、まず視力・視界、姿勢を診る。それから、足を診ます。これは、今日はまだやっていませんので、施術ベッドに仰向けに寝てみてください。

（IBさんの右足を伸ばしたまま持ち上げる）いいですね。

（左足を伸ばしたまま持ち上げる）右と同じように上がっているようだけど、上がるのにちょっと抵抗がある。右はわりとすんなり上がるけど、左は何か嫌がっている感じがします。力を入れれば上がるんで、グーッと上がるか、サッと上がるかの違いですね。これが地（シャンバラ）から来ているなら、第1チャクラに向かって「シャンバラ、シャンバラ……」と言えばいいんで、一応やっておきます。

（IBさんの下腹部から腰に向かって、「シャンバラ、シャンバラ……」と繰り返し唱える）

（IBさんの左足を伸ばしたまま持ち上げる）ごらんのように軽くなるわけです（会場から歓声が上がる）。これは第1チャクラです。そういうこともできるんですが、これで終わったら歯医者じゃない。一応歯科医なんでね。

（歯を削る）

（左足を伸ばしたまま持ち上げる）ああ、いいですね。これだけ違う。

（右足を伸ばしたまま持ち上げる）左がやわらかくなりすぎて、こっちが逆に若干かたくなった。やっぱり中庸が大事ですから、両方ともスムーズに上がるようにしてあげないとね。

（歯を削る）

（右足を伸ばしたまま持ち上げる）楽になりましたね。これで大体合いましたね。

（左足を伸ばしたまま持ち上げる）はい、いいです。

さっきは天と合わせて、今、地と合わせました。天と地をやったから、立ってみて、また感じが違うと思うよ。――足の裏に意識を集中して。感じはどうですか。わかる？

ＩＢさん　しっかり地についています。

藤井　これが地とつながった状態です。宇宙とつながった状態だと、肩関節の動きが変わって目がよく見えるようになる。地とつながった状態だと、足がピタッと地球にへばりついている感じになります。そうすると、多少押されても、動かないわけです。

どうもありがとうございました。（会場拍手）

セミナー会場でのデモ治療〔26〕ＫＢさん・男性
地とつなぐ方法で術後5カ月のデモ治療希望者を診る！

藤井　次は歯科医の先生なんですね。

ＫＢさん　そうです。よろしくお願いします。

藤井　どこが悪いか言ってください。

ＫＢさん　昨年末に右の肺腺ガンを患いました。ステージ2Bだったので、今年の1月に右肺の下葉《かよう》切除とリンパ節郭清術《かくせいじゅつ》を受けました。容積的には、肺全体を100%とすると、30%取りました。右肺ですと大体半分ぐらい取ってしまった形です。まだ術後5カ月ぐらいなので、今くらいでしたら大丈夫なんですけど、人込みに入ってしまうと、呼吸がつらいということがあります。あとは、自分も歯医者なので、肩凝りが常にある状況です。

藤井先生のセミナーを先々週、受けました。これはすごい、自分も体験してみたいと思いました。逆に、この治療を見たからには自分もマスターしたい、であれば試しに一回自分も患者さん役にならないといけないなと思ったのもあって、今回、デモ治療を希望させていただきました。

藤井　肺だから、胸の部分の可動が悪いのではないか、腕が前にいきにくいんじゃないかと考えますよね。まずそこからいきましょう。

（ＫＢさんの右腕を後ろに引く・左腕を後ろに引く）

（右腕を横から持ち上げて頭のほうに倒す・左腕を横から持ち上げて頭のほうに倒す）

（右腕を前から持ち上げる・左腕を前から持ち上げる）

めっちゃ悪い状態じゃないですね。天のほうはそんなに悪くないんじゃないか。ということは、地のほうから上に上がっていないのかなという感じもしますね。

立って、肩幅ぐらいに足を開いていただけますか。僕、押しますから、倒れないように力を入れてね。

（左側からＫＢさんの骨盤を押す。ＫＢさん、ふらつく・同様に右側から骨盤を押す。ＫＢさん、ふらつく）やっぱりそうです。全然地とつながっていないです。

じゃ、座ってください。

地とつなぐ方法はいくつかあります。皆さんの中に、理学療法士とか、整体師とか、手技療法をする人はいますか。――いない。わかりました。でも、この方法は素人でもわかるから。

もう一回立ってください。

(右側から骨盤を押す、KBさん、ふらつく) 右のほうが余計フラつくよね。

施術ベッドに座って、左だけでいいから靴を脱いでください。指には付け根からMP関節、PIP関節、DIP関節の3つの関節があります。左足の薬指と中指に、MP関節とDIP関節の関節包内運動《かんせつほうない》をかけます (185ページ参照)。

立って力を入れてください。

(右側からKBさんの骨盤を押す。KBさん、動かない) 動かなくなるでしょう。

(左側から骨盤を押す。KBさん、動かない) こっちも同時に動かなくなります。――座ってください。

今、関節包内運動をした指が防衛の第一線、国境警備隊で、そこがいいかげんだと、上までグーッと上がってくる。国境警備隊を強化すると、そこでとまるわけです。多分これのほうが腕が動き出すと思います。多分下から来ている影響でしょう。

(KBさんの右腕を後ろに引く・左腕を後ろに引く)

ほら、動くでしょう。地のほうが合っていなかったんです。

あとは呼吸でしたね。

KBさん　はい。

藤井　仰向けに寝てください。

　肺ガンをしているから胸のところの動きが悪い。ということは、この場合は多分気道が狭くなって、呼吸しづらくなっている可能性が高いです。

（ＫＢさんの右足を伸ばしたまま持ち上げる）

（左足を伸ばしたまま持ち上げる）ああ、これは重いなあ。

　下顎を前方に出してください。

（左足を伸ばしたまま持ち上げる）ちょっと上がってくるやろ。

（右足を伸ばしたまま持ち上げる）

　下顎を元に戻してください。

（左足を伸ばしたまま持ち上げる）おっ、かたい。これは気道が狭くなって空気が入っていないということです。だから、空気を入れてやったらいい。下顎を前方に出すと、いやが上にも気道が開きます。溺れた人に人工呼吸をするときは、まず顎をガッと前に出して空気を入れるわけです。

　でも、一生下顎を前に出して過ごすわけにもいかないから、舌が前に出やすくしてやったらいいんです。舌が前に行くのを邪魔している箇所を丸めてやれば、舌が前に行きやすくなって、気道が通る。鼻炎の人はみんな、治療はこれです。気管支喘息の人もそうです。

舌が前に行きやすくしてやったらいいわけです。

今の理屈は、別にスピリチュアルでもなんでもなくて、普通の西洋医学の考えです。舌を前に出せば気道が開いて呼吸しやすくなる、それだけの理屈です。自分の指を舌だと思って、口の中に入れた指が嫌だと感じるところは舌も嫌なんです。それを避けて舌が前に出ないんです。だから、嫌だなと思うところをチョチョッと丸めていけばいいわけです。別にスピリチュアルでもなんでもない。普通の歯科医の治療です。

（KBさんの歯を削る）嫌な感じがなくなるまで丸めてあげればいいわけです。――舌、前に出てきましたか。

（KBさんの左足を伸ばしたまま持ち上げる）上がってくる。

（右足を伸ばしたまま持ち上げる）楽です。

座ってください。舌が前に出てきたら、息、しやすいと思うんですが、どうですか。

KBさん　舌がおさまるようになりましたね。

藤井　歯が邪魔して、舌が行くべきところに行っていなかった。

KBさん　これまではそれが普通だと思っていました。

藤井　ほとんどの人がそうなんですよ。治療が終わった後に、ああ、この位置が正しいんだなと初めてわかる。肩凝りも、「ああ、こんなに軽かったんだ」とか「人生、生きてきて、こんなの初めてだ」とか言うんで、「それが普通なんですよ」と言っています。

これで多分腕が回るでしょう。

（KBさんの右腕を後ろに引く）ね、回るでしょう。

（左腕を後ろに引く）

（右腕を前から持ち上げる・左腕を前から持ち上げる）

これで胸の筋肉が動きやすくなっているんで、呼吸もしやすくなるはずです。

前をちょっとやらせてもらいます。

（右腕を前に伸ばして左に曲げる・左腕も同様にして右に曲げる）

これは全然違う。これは来る人は結構来るんです。裏ワザというか、意外と左右差が出る人がいるんですよね。

KBさん　（施術ベッドの上で仰向けに寝る）

藤井　（KBさんの右腕を上に伸ばし、左に倒す・左腕を上に伸ばし、右に倒す）

左のほうがやわらかいでしょう。

（石井社長が会場で大きく咳をする）また霊が出てきた（笑）。

KBさん　右腕の動き具合は右側を手術した影響がありますか。

藤井　それをどうこう言ってもしようがない。それをちゃんと診てあげないといかんねん。

（歯を削りながら）やっぱりさっきの歯が残っていますね。前歯のザラザラが結構舌を邪魔している。

（寝た状態のＫＢさんの右腕を上に伸ばし、左に倒す）曲がりましたね。手術しようが、しまいが、曲がるものは曲がるんです。はいオーケーです。

ＫＢさん　（施術ベッドをおりて立つ）

藤井　胸の周りの動き、軽くなりましたか。胸の周りと呼吸と姿勢ですよね。地は今、大体ついていいます。天はわりといいんで、あとは枝葉の治療です。

ＫＢさん　姿勢がちゃんとなっています。

藤井　来ました？　じゃ、座ってください。

ＫＢさん　（着席）

藤井　今からアカシックレコードをやります。

（ＫＢさんの顔・頭の周りの空間でオーリングテストを行う）第３の目は大丈夫ですね。第４の目のほうはどうか。

グーッと上を向いてください。――もっと。できるだけ上。しんどいですか。

ＫＢさん　（上を向けるのは）これぐらいですね。

藤井　このへん（首の後ろあたり）がしんどい？　詰まる？

KBさん　はい。

藤井　（KBさんの歯に触れながらオーリングテストを行う）今、自分の手に嫌な感じがした場所は歯というより唇です。

（歯を削りながら）このひっかかりですね。

首を上に向けてください。変わりましたか。

KBさん　そうですね。なんともない。

藤井　第4の目をやりました。さあ、これで視界は広がりましたか。

立ってください。もっと姿勢がよくなりましたかね。

KBさん　はい。

藤井　胸、開いてきた？

KBさん　はい。足がついた感じです。

藤井　先生の場合、足が地についていなかった。これがメインです。メインは第1チャクラです。あとのやつは全部枝葉の治療です。この足のついた感じを覚えておいていただきたい。これを覚えていると、「ああ、狂ってきた。また治療しよう」ということになるわけです。

KBさん　先生がしたマッサージ（関節包内運動）をしたほうがいいですか。

藤井　自分でできたらね。ただ、むちゃくちゃしちゃあかんで。弱い力でやったほうがいいです。骨盤を押したときに倒れる側と反対側の足（例えば右側から押して倒れる場合は左足）の中指と薬指の関節をグリグリとやってあげる（185ページ参照）。それだけでもかなりいけます。

どうもお疲れさまでした。（会場拍手）

なぜ再発するのか？　病的波動で共鳴している家族間のケース

藤井　今日、最初のほうでも言いましたけれども、病気やケガがなんで再発するのかということに関して、実はすごいことがわかったんです。

症例の動画紹介

〈ケース15〉息子さんの障害を本人ではなく母親からアプローチ

今、「子どもが発達障害だ」と言って、すぐに子どもを連れてくるお母さんがいます。僕から言わせれば個性の範囲内じゃないかと思うんだけど、薬の会社と結託しているのか何か知りませんが、病院で発達障害という病名をつけられるんです。

この動画は、ご両親とひきこもりの大学生の息子さんが一緒に来られたときのものです。息子さんは大学に8年行っているけれども卒業できない。自閉症とか発達障害とか病名をつけられているけれども、治らないわけです。

まずフィジカルを診ました。息子さんを診て、お母さんを診て、2人とも同じ右周りの空間に問題がありました。その波動が異常で、体の右側がかたくなっていたんです。そこで、お母さんを治療しました。病的波動と共鳴しているのが右上の犬歯です。この歯がトゲトゲになっていて、トゲトゲから嫌な波動が出ているのではないかということで、そのトゲトゲを丸めて正常化しました。その結果、お母さんはもちろん、息子さんも体の右側が治療前よりやわらかくなりました。「親の因果が子にめぐり」じゃないけれども、遺伝子が一緒で似ているのか、母親から発する波動が息子に行っていたんです。

息子さんは、お母さんの治療後も、右側股関節周りにひっかかりが残りました。これは息子さん本人が本来持っているもので、別に治療することになりますから、全部が全部、親の責任じゃないけれども、そこ以外のフィジカルの症状は母親由来で、たとえ息子さんを治療しても、お母さんを治さない限り再発してしまうんです。そういう意味では、子どもを病院に連れていくのは大抵お母さんですが、ほんとは家族みんなで行ったほうがいいんです。おじいちゃんがお母さんに影響して、お母さんが息子に影響しているという形もあります。

肉体的には体を楽にしたということでいいんだけれども、息子さんの主訴は、本を読んでも全然理解できないということです。一見した感じでわかりますが、息子さんはヤンチャなやつじゃない。真面目な人なんだけど、本を一行読んで、次の行を読んでいるうちに前の行のことを忘れちゃうらしいんです。それで勉強ができなくて、いつまでたっても卒業できないわけです。いつも頭に霧がかかっているような状態だと言っていました。

今度はフィジカルじゃなくてメンタルというか、脳が影響しています。これもお母さんを治療しました。特にお母さんの上の左側5番の歯が問題でした。この歯にはスクリューポスト、ネジが入っていて、このネジから嫌な波動が出ている。だから、それを取る治療をしました。

ネジみたいなものは波動が悪いから、ほんとは入れちゃダメなんです。お母さん本人にも影響しているんだけど、自覚症状がなくて、息子に出ちゃっている。こういうことがインプラントでもよく起こります。お母さんが息子さんに謝っていたけど、歯を治療したやつのせいやで。

お母さんの治療後、息子さんは、「頭の霧が晴れていって、意識がはっきりしてきた。目が覚めてきたなという感じです。本もわりとすんなり読めて、さっきまで何回か読み直してようやく意味がわかる感じだったのが、1回で、ああ、そういうことかとわかるようになった。ちょっと読解力が上がって、集中力も出てきたような感じです」と言っていました。「いい状態がいつまで続くのか、怖い」とも言っていたけど、お母さんには、やることがまだたくさんあるから、よくなります。

この症例で、ご両親は僕のところに来る前に、いろいろな病院に行かれています。でも、どの医者もみんな本人を治そうとする。母親を治そうとしないんです。

〈ケース16〉量子のからまり合いとウラシマ効果（超光速）が鍵となる

おととい、すごくひどいアトピーに悩んでいるかわいそうな女性が来ました。とにかく体がガチガチで痛くて仕方がない。しんどくて動けない。体としては治療に反応するんだけど、またぶり返す。治療をやって、よくなっても、本人がもう嫌になってしまっているくらいぶり返す。こんなにぶり返すのは、近くにいる人が影響しているとしか考えられない。ほんとは、じいちゃん、ばあちゃんも関連している可能性があるんですが、ついに「親、出てこい」ということになりました。

ということで、母親を治療しました。お母さんがだいぶ変わってきて、アトピーの本人は腕が回るようになったし、歩けるようになったんだけど、痛みが残る。痛みは大抵、動きが悪いことと並行するんですが、痛むことと動くことは違うということがわかりました。

次に本人を治療しました。お母さんを治療して悪いものを除いた後だから、やる量も少なくて済むし、効果が出るのも早いんです。ぶり返しがひどいので、「サムハラ、サンバラ、シャンバラ」も唱えました。

治療後の本人の言葉は、「5個ぐらいついていた漬物石が全部取れた感じがします。それだけ重かったんだなと思いました。体も痛くなくなりました」でした。この人は霊的な事情があって絶対神社に行けないんです。「石」は霊的な何か悪いもので、それが抜けていったのだと思います。

お母さんは、それまで「なんともない」と言っていたんだけど、この後、「体がすごい楽になった」と言ってきました。お互いに影響し合っていたんです。お母さんからの影響が特に大きかったんだけど、お母さんにも娘の悪いものが入っていた。お母さんは鈍感だからそれがわからなかっただけの話なんです。すごいビデオでしょう。こんなの、見られへんで。おとといだから世界初公開の動画です。

ぶり返しというのは、僕が思うに、何か一つの治療をすることに対して、家族の中に「そんな治療、あかんわ」と思うやつがおるから起こる。特におっさんの場合は、ガンといったら三大治療しか知らない。それ以外の治療、例えば冒頭で話したホップCBDとかはみんなオカルトだと思い込まされている。「そんな治療、するな」「私、抗ガン剤なんか嫌や」とかこんなことを家でやっていると、治るものも治らない。量子力学的に、「この治療をする」と言ったら、家族みんなが協力してあげる。「あんな治療をするから、こんなことになったじゃないか」と後で言ったりしたらダメです。

親子でもそうだし、友達同士でも、一緒に遊んでいると、同じところが痛くなったりする人がよくいます。やっぱりつながっているんです。つながっているときにどっちを先に治すか。それについてはオーリングテストの2点時間差法があります。この方法は相対性理論を使います。

相対性理論は、早い話が、浦島太郎が亀に乗って未来に行ってしまったということです。あの亀はUFOで、光と同じか、それ以上のスピードで飛ぶ。そのような宇宙船の中では時間が進むのが遅いため、浦島太郎は未来の地球におりちゃったわけです。ということは、光より速いものを使えば未来が見える。それをウラシマ効果と言います。「ウラシマ効果」は物理学の中で本当に使われている言葉です。

ただ、特殊相対性理論によると、この世に光より速いものは存在しない。このネタは僕の講演会に来たことのある人はわかっていると思いますが、昔、「はと」「つばめ」という特急電車がありました。次に「こだま」号ができて、新幹線「ひかり」号ができました。光より速いものはないから、「ひかり」号より速い列車にどういう名前をつけたらいいか。光と同等のスピードを出すものがもう一つある。それは意識です。でも、「新幹線『いしき』号はないな」ということで、「のぞみ」という名前をつけたんでしょう。

ということで、2点時間差法は意識すればいいんです。AさんとBさんの2人がいるとします。仮にAさんが治ったことをイメージします。そしたら、オーリングテストでBさんが治っているかどうかを調べます。治ったなという意識がAさんで感じられたときにBさんが治っていれば、AさんからBさんに意識が飛んでいる。それで未来に行けるわけです。それは、はっきり言って誰でもできるんです。意識すればウラシマ効果が出るはずだから。だけど、たまたまそれを見せつけて、「俺は超能力者だ」とかなんとか言って○○教会のトップに立ったりする人がいるんです。

セミナー会場でのデモ治療〔27〕TYさん・男性
第1チャクラ（地の気）が乱れている歯科医師のケース

藤井　どこが悪いか言ってください。

TYさん　私も歯科医師です。20年ぐらい前から、常に押していないと背中と腰がしんどい感じが続いています。最近になって、近いものが急激に見づらくなってきています。それが今ある症状です。

藤井　今の話を聞いていたら、第3の目が宇宙からの叡智を入れていないのではないかと感じます。アカシックレコードとつながっていると、肩甲骨がわりとやわらかくなります。

（TYさんの右腕を後ろに引く）あ、やわらかいですね。

（左腕を後ろに引く）

何かスポーツをやっていますか。

TYさん　いえ。

藤井　（右腕を横から持ち上げる）若干かたいけどね。

（左腕を横から持ち上げる）

僕の予想が外れたみたいです。ということは、これは下から上がっている可能性が高い。

立って肩幅に足を開いていただけますか。押しますから、力を入れて踏ん張ってね。

（左側からTYさんの骨盤を押す。TYさん、ふらつく）ほらな。下からの踏ん張りができていない。だから、地のほう。

（右側から骨盤を押す。TYさん、ふらつく）ほら、あかんやろ。

座ってください。

天地人の地、下から上がっているのが悪い。これですわ。これをどうやって治すかですが、まずは空間。第1チャクラのあたりの空間が乱れているはずです。

（前列の参加者D氏、TYさんの左側に少し離れて立つ。藤井氏、右側からD氏の骨盤を押す。D氏は動かない）

（D氏、TYさんの正面に移動。同様に骨盤を押すとD氏、ふらつく）（会場から驚きの声が上がる）

第1チャクラのあたりがガタガタです。ここの波動を治さないと、地の叡智がとまってしまいます。地の気を合わせてやらないといけない。逆に天の気が悪い人は、こういうところ（ＴＹさんの頭の斜め上あたり）に手を置いて押したら、第三者がバーンと倒れます。

じゃあ、下を向いてください。

上を向いてください。

上のほうが向きやすいはずです。さっきの人は逆に天に向きにくかったけど、ＴＹさんは地に向きにくい。下がむしろしんどい。そうなるんです。

（ＴＹさんの顔の前の空間でオーリングテストを行いながら）空間を見ます。地が悪いのはわかっているので、ウラシマ効果、相対性理論を使って、上の前歯の裏側をスムーズにした、治したとイメージして、第1チャクラのところでオーリングテストして閉まるかどうかを見ます。

（先程のＤ氏、ＴＹさんの正面に立つ。藤井氏、右側からＤ氏の骨盤を押す。Ｄ氏は動かない）これがウラシマ効果です。未来に行っている。治した後の状態を今再現したわけです。でも、それができたからといって、「俺は超能力者だ」とか「俺は尊師だ」とか言ったらあかんのです。

ではＴＹさん仰向けに寝てください。

第1チャクラが病的だと、大抵、仙腸関節がかたくなります。上のときは肩甲骨、下からは骨盤に来ますので、当然かたくなるわけです。

(TYさんの右足を伸ばしたまま持ち上げる) 上よりはかたいですね。

(左足を伸ばしたまま持ち上げる)

口をあけてください。――これ(上の前歯の裏)がとんがっているんで、これを丸めればいい。辺縁隆線《へんえんりゅうせん》を合わせればいいわけです。(歯と歯の段差がなくなるように歯を削る)

今度は現在です。ウラシマ効果の未来と違います。

(右足を伸ばしたまま持ち上げる) ほら、やわらかくなるやろ。

(左足を伸ばしたまま持ち上げる)

立って肩幅ぐらいに足を開いてください。

(左側からTYさんの骨盤を押す。TYさんは動かない)

最初はこっちのほうが弱かったけど、(右側からTYさんの骨盤を押す。TYさんは動かない) コケへんでしょう。

これで上ももっとやわらかくなるはずです。上はもともとそんなに悪くないんで。座ってください。

(TYさんの右腕を後ろに引き、次に横から持ち上げる・左腕も同様にする)

やわらかくなったでしょう。背中とか、変わってきましたか。

下を向いてみてください。わかるでしょう。

TYさん　いきやすいです。

藤井　下を向きにくいと、地から入ってこられない。上を向きにくいと、天から入ってこない。上も下もやれば、両方から入ってくるから楽になりますね。

今、幹を合わせましたが、枝葉が残っていることがあります。あと残っている症状を言ってください。

TYさん　視界が……。

藤井　視界が悪い。じゃ、ちょっと合わせますね。

（TYさんの額の前の空間でオーリングテストを行う）あかんね。

（歯を削りながら）これも私、こうやったらどうかな、こうやって削ったらどうかなと、ずっと意識してやっているわけです。――これがええなという感じがします。（TYさんの額の前の空間でオーリングテストを行う）よし、オーケー。

見えてきましたか。

TYさん　近くのところが……。

藤井　これは視力検査表で1・5とか、そういう世界じゃないんです。やったことがあるけど、検査表で、はかってもあんまり変わらない。「すごく見えるようになりました！」と言う人が検査表を見たら、「全然変わっていませんでした」となったりする。でも見えるものは見えるんです。

第4の目、いきますね。

（TYさんの頭の後ろの空間でオーリングテストを行う）

（歯を削り再度オーリングテストを行う）

目の感じ、ちょっと変わってきましたか。

立ってください。地につく感じ、姿勢の感じ、変わってきましたか。

TYさん　そうですね。

藤井　姿勢が伸びなきゃいけないね。押して、しっかり立っているから、地面につく感じが違うと思う。ピタッとつく感じでないとあかんねん。

いい感じですね。いいですよ。お疲れさまでした。（会場拍手）

セミナー会場でのデモ治療〔28〕EGさん・女性

歯が粘膜を突くパターン、関節軟部組織過緊張連鎖のケース

藤井　何が悪いんでしょうか。

EGさん　私の場合は病気とか痛みではありません。2年ぐらい前にある日突然、体が動かなくなってしまって、1年ほど寝たきりというか、病院に行っても原因がわからなくて、ビタミンやら何やらいただきました。今はだんだん元気になってきたんですけど、いいときもあれば悪いときもあります。何かのバランスが崩れているのかもしれません。調節していただけたらいいなと思って来ました。お願いします。

藤井　早い話がパワー切れですわ。気血と言うけれども、気が弱くなってしまっていて元気がない。

施術ベッドに仰向けに寝てください。

（EGさんの右腕を垂直に上げた後、下げる。EGさんは下げる力に抵抗する。右腕は垂直を維持する）こっちはそこそこ力が入っていますね。

（同様のことを左腕で行う。左腕は垂直を維持できない）こっちは全然力が入らない。多

分左のパワー切れですよ。

（ＥＧさんの右足の膝を曲げた状態から真っすぐに戻す。ＥＧさんは戻す力に抵抗する。

右足は膝を曲げた状態を維持する）こっちはそこそこ力が入っていますね。

（同様のことを左足で行う。左足は膝を曲げた状態が少し崩れる）ちょっと弱い。

（右足を伸ばしたまま持ち上げる・左足を伸ばしたまま持ち上げる）

そこそこ上がるから、関節はそんなに悪くないです。パワー切れを起こしたのはなんでかということです。


立って肩幅ぐらいに足を開いてください。

（左側からＥＧさんの骨盤を押す。ＥＧさんは動かない）これはそこそこ力が入っています。この状態を覚えておいてください。

口をちょっとあけて、下顎を前に出してください。（再び左側から骨盤を押す。ＥＧさんはふらつく・会場から驚きの声が上がる）これをやるとコケる。下顎を出したときに気のめぐりがバーッと悪くなるんです。

今度は下顎を出さずに、口をただ3ミリだけあけておいてください。（左側からＥＧさんの骨盤を押す。ＥＧさんはふらつく）歯が粘膜を突く。それが出ているんです。

座ってください。

これもよくあるパターンです。言葉としては arthrostatic reflex、日本語では関節軟部組織過緊張連鎖あるいは関節静的反射と言います（※122ページ参照）。早い話が、軟部組織をつっついたら、それが緊張につながる刺激になる。それだけの話です。カッコよく見せるためにわざと言葉を難しくしているんです。

EGさん　歯と関節は関係があるんですか。

藤井　大いに関係します。関節軟部組織過緊張連鎖だから、顎関節軟部組織過緊張連鎖。過緊張が連鎖して起こっている。それだけの話。

口をあけてください。今、口の縦方向に指が2本入る。3本は入らへん。

ここで皆さんにおもしろいことを見せてあげるね。さっきのウラシマ効果を使って、「今からここを削るからね」と言います。――それだけで口が前より開き出しました。もうウラシマ効果が出ているんです。

（歯を削りながら）あ、これ、金属か。金色の金属だから、ちょっと削るのが少ないけど、だいぶ口があいてきた。

金属で削りが足りないので、もうちょっと削らせてもらおう。凝り性の技工士がいて、カッコいい歯をつくろうとする。それがかえってあかんことがよくあるんです。シンプル・イズ・ベストはほんまやなと思う。シンプルなほうがいい。歯は体の一部と思ったほうがいい。歯は芸術じゃないです。歯科医は口の医師にして職人にあらずです。

体、楽になってきましたか。――わからない？　じゃ、もう一回立って肩幅に足を開いてください。口を半分あけて、下顎を出して。

（左側からEGさんの骨盤を押す。EGさんは動かない）これで消えた。（会場から驚きの声が上がる）

これでパワーが入ったかどうか、気のめぐりが整ったかどうかです。

仰向けに寝てください。

左に力が入らなかったですね。

（寝た状態のEGさんの左腕を垂直に上げた後、下げる。EGさんは下げる力に抵抗する。左腕は垂直を維持する）さっきと全然違う。

（先程と同様に左足の膝を曲げた状態から戻そうとする力に抵抗する。曲げた状態を維持する）

力、入っていますよ。気のめぐりがよくなりました。

立ってみてください。違うはずです。これだけ気の回りがよくなったら、絶対違うはずです。わかっていないから、思い込んでください。しっかり入っていますから。気の流れ。

EGさん　第3の目、第4の目もやってほしいです。

藤井　（EGさんの顔・頭の周りの空間でオーリングテストを行いながら）あなたの場合は多分大丈夫な気がして、やらなくていいなと思ったんです。――そんなに悪くないですね。

（EGさんの腹・胸の前の空間でオーリングテストを行いながら）第1チャクラも大丈夫。――ちょっと第4が出ているんで、心の病が少し入っている。

EGさん　はい、あります。

藤井　それが何かは追求しないけど、調べてみます。

　仰向けに寝てください。

（寝た状態のEGさんの右腕を垂直に上げた後、下げる。EGさんは下げる力に抵抗する。右腕は垂直を維持する）ところが、おっぱいとおっぱいのちょうど真ん中が心臓のチャクラ、第4のチャクラ、心の目で、ここを押さえると、（腕を下げる力に抵抗できず、右腕は垂直を維持できない）わかる？　弱るやろ。ここが弱い人は心の病が入ってくるわけです。それを感じないようにしたらいい。

（歯を削りながら）心の病について言ってもらってもしようがないんです。旦那の浮気やなんやガチャガチャ言う人がいるけど、そんなもの、僕に言われても治しようがない（笑）。

（先程と同様に右腕を垂直に上げて抵抗する。右腕は垂直を維持する）これで心の病は消えはしないけれども、同じことが起こっても気にする量は少なくなるはずです。

もういいですよ。ありがとうございました。

もっとすごい先生になると、心の病になっているのを過去まで戻して消すことはできないにしても、失敗は成功のもとというか、後悔するような経験があるがために、次の選択がうまくいくということがあるんです。例えばかつてマルチ商法にひっかかってたくさんカネを取られたら、次に新しいマルチで「これ、どうですか」と言われたときに、「いや、もうええわ」と言える。過去の失敗が次の成功につながるような失敗だったら、過去の悪い経験がいい経験に変わる。そういう形に変えていくんです。

セミナー会場でのデモ治療〔29〕ＩＳさん・女性
治療は空間が98％で、肉体は2％、空間が大事です！

藤井　どうぞ。
ＩＳさん　私は、オーリングテストで調べてくれる歯医者さんにずっと通っています。左の下の奥歯を治療中です。そこの歯茎がずっとおできのように腫れて、いろいろやってよくなってきたので、「本格的なかぶせにしましょうか」ということになったのですが、4月ぐらいにまた腫れ出して、「この歯にさよならしなきゃいけないかもしれないね。気持ちが落ちついたら抜くから、また来なさい」と言われました。そして、5月の中旬ぐらいから左足がすごく痛くて、今もしゃがむと痛い感じなんです。

藤井　正座はできない感じですか。

ＩＳさん　はい。できないです。無理やりする感じです。今ちょっとマシになったので、階段をおりるのは楽になったんですけど、まだ痛いのが残っているという感じです。

藤井　左の膝ですね。わかりました。

仰向けに寝てください。

（ＩＳさんの右足の膝を曲げる。太腿の裏にかかとがつく）

（左足の膝を曲げる。太腿の裏にかかとがつかない）

同じ力で押して、右はペタンとつくんですが、左足はつかない。かたいなという感じがします。ただ、これは症状として出ているだけです。

たびたび言いますが、テレビ通販で、イタドリとか、コンドロイチン硫酸とか、膝のサプリメントがいっぱい出てきます。出てこない日はありません。ということは治らないということです。うちもよく膝で来る人がいます。西洋医学の先生に「テレビで宣伝しているやつ、効くんですか」と聞いたら、「あんなの、効かへん」と言われたそうですが、「ほんなら、おまえ、治せよ。てめえのところで治らへんから、仕方なく買うんだろう」と思ってしまいますね。治せないくせに「健康食品は治らない」と言うのは、どういうこっちゃねんです（笑）。

左膝の痛みの原因は何か調べましょう。
座ってください。上から反応を見ますね。

（ISさんの右腕を後ろに引く）上はまあまあ、やわらかいから、この人も下から来ているのではないかという気がしますね。

（右腕を前から持ち上げる・左腕を前から持ち上げる）

（右腕を横から上に持ち上げる・左腕を横から上に持ち上げる）

（左腕を後ろに引く）こっちは若干かたいですかね。
これは多分下からでしょうね。もう一回、仰向けに寝てください。

（右足を伸ばしたまま持ち上げる）ああ、下のほうが重いね。

（左足を伸ばしたまま持ち上げる）特にこっちは重い。
大抵の人は、膝が悪いのではなくて、骨盤がやられているか、押したときに崩れて、それが膝に集まっているか、どっちかです。

立って肩幅ぐらいに足を開いてください。押すから力を入れてください。

（右側から骨盤を押す。ＩＳさんはふらつく）ほら、全然あかんやろ。

（左側から骨盤を押す。ＩＳさんはふらつかない）こっちはまだマシか。

ということは、右の踏ん張りがきかないから、左に応力が集中しているわけです。このバランスを治さないと、いくらイタドリを飲んでもあかんねん。バランスが何で狂ったか、調べてみましょう。

ＩＳさん　（着席）

藤井　（ＩＳさんの上半身周りの空間でオーリングテストを行う）空間が98％で、肉体は2％です。空間が大事なんです。

ここ（左肩周りの空間）が乱れています。それを治そうと思います。（ＩＳさんの口の周りの空間でオーリングテストを行う）

「ここを治したらいいのではないか」と反応するところは右下の歯です。（歯を削る）

オーリングテストで調べてくれるのは、どこの先生ですか。

ＩＳさん　六本木の〇×歯科です。

藤井　〇×先生か。懐かしいな。昔、僕のところで勉強していたんです。昔はちょこちょこ勉強しに来ていたけど、最近、全然勉強しに来ない（笑）。

立ってください。

(右側からISさんの骨盤を押す。ISさんは動かない) 大分強くなったけど、ちょっと甘いんで、もうちょっとやります。

座ってください。(歯を削る)

立ってください。

(右側から骨盤を押す。ISさんは動かない) コケないようになったね。

(左側から骨盤を押す。ISさんは動かない) オーケー。

(右側から骨盤を押す。ISさんは動かない) ちょっと甘いな。

もう一回座ってください。

(口の前方の空間でオーリングテストを行う) 右下やな。

(歯を削りながら) ○×先生に「たまには勉強しにおいで」と言うといて。勉強熱心な先生やからな。

立って肩幅に足を開いてください。

(右側からISさんの骨盤を押す。ISさんは動かない) これでほぼコケないようになったね。

施術ベッドに仰向けに寝てください。

（ＩＳさんの右足を伸ばしたまま持ち上げる）だいぶ上がるようになりましたね。

（左足を伸ばしたまま持ち上げる）上がるようになりましたね。

（右足の膝を曲げる。太腿の裏にかかとがつく・同様にして左足も太腿の裏にかかとがつく）ほら、ついたやろ。

ＩＳさん　痛いけど、ついた。

藤井　痛いけど、ついていることはついているから、あとは霊的なものを考えなきゃいけない。

（第１チャクラに対して「シャンバラ、シャンバラ……」と繰り返し唱える）

（左足の膝を曲げる。太腿の裏にかかとがつく）痛み、消えたやろ？――わからない？

（歯を削りながら）ここをやっておかないといけない。若干残っている。――噛んでください。噛み合わせは変わりましたか。――わからないか。（歯を削る）

変わりましたか。――わからない？　わからなかったら、わからないでいいです。

（左足の膝を曲げる。太腿の裏にかかとがつく）さっきよりかなりついているね。もう痛みは平気ですか。

ＩＳさん　痛みはないわけじゃないですけど、全然違います。

藤井　どこに残っているか言ってください。

ISさん　ここらへん（左膝の内側のあたり）です。

藤井　（歯を削る）（左足の膝を曲げる。太腿の裏にかかとがつく）痛みは消えましたか。こっちのほうがいいんだけどな。

ISさん　まだ2割ぐらいはありますが、でも全然違う。

藤井　（右手の）小指と親指でオーリングをつくって。指をギュッと合わせてください。自分で左足の膝をグーッと曲げていってください。

ISさん　あ、もうほとんど。

藤井　だいぶいいですか。

ISさん　はい。

藤井　タイムラグがちょっとありますから、今、全部消えるわけじゃない。明日消えるものを今ムリに治療して消す必要もないです。
　立ってください。感じ、変わりましたか。コンドロイチン、オオイタドリ、飲まなくていいですか。

ISさん　（足を屈伸して）スムーズになりました。

藤井　座ってください。アカシックレコードを合わせておきます。

（ＩＳさんの顔・体の前面の空間でオーリングテストを行う）ちょっとつながりが悪い。

（歯を削る）

（先程と同様にオーリングテストを行う）

はい、オーケー。お疲れさま。（会場拍手）

セミナー会場でのデモ治療〔30〕ＹＤさん・女性
歯の再調整でさらに楽に歩けるようになった

藤井　1回目から来てくれている方で、わりと楽になってはいるんですよね。

ＹＤさん　そうなんです。だいぶよくなったんです。

藤井　あと、足の上がりがちょっとまだあかん。

ＹＤさん　やっぱり真っすぐには立てないので。

藤井　仰向けに寝てください。

膝の上がりが悪いらしいので、ちょっと曲げますね。

（ＹＤさんの右足の膝を曲げた状態から真っすぐに戻す。ＹＤさんは戻す力に抵抗する。

膝を曲げた状態を維持する）

（同様のことを左足で行う。左は少し崩れる）こっちのほうがむしろ力が入っていない。本人が自覚している右側はまだ力が入っています。左側が弱いです。これを治しておかないと、足の上がりが悪いですね。

寝た状態でやりますね。（体の周辺の空間でオーリングテストを行う）波動はあんまり乱れていませんね。

口をあけてください。——ここ（右上）ですね。（歯を削る）

（先程と同様に左足の膝を曲げた状態から戻す力に抵抗し、維持する）力、入りましたね。

立ってください。ちょっと歩いてみようか。——何か変わりましたか。

（同様にオーリングテストを行い歯を削る）

ＹＤさん　真っすぐ歩いていけます。ありがとうございました。

藤井　向こうに行って、Ｕターンして帰ってきて、歩いているところをちょっと見せてください。——来たときに比べると相当スムーズになったね。

ＹＤさん　はい。すごく楽です。

藤井　座ってください。もうちょっとバランスをとりますね。（歯を削る）

これで歩いてください。——何か速くなったね。

YDさん　こんなふうに歩けたことはないです。

藤井　だいぶ速くなりましたね。

お疲れさまでした。（会場拍手）

人は量子のからまり、だから家族・友人、周りも同時に治す！

藤井　今日言いたかったのは、再発を繰り返す場合は、家族とか友達に原因がある場合があるということです。あるいは、家が関係する場合もないとは言い切れない。だから、〇〇教会が「この壺を買って、床《とこ》の間に置いていたら健康になりますよ」と言うのも、まんざらウソではない場合もあって、霊感商法だからデタラメとは言い切れない、そういうこともあるんです。

だけど、壺を買う前に確認しなきゃいけない。買う前に「これ、ええで」と言われた壺を置いて、今僕が皆さんにやったように骨盤を押したときに体が崩れるようだったら、買わなきゃいいんです。逆に崩れていたのが、壺を置いたらガツンときたら、それは買ってもいい。簡単にわかるんで、売るほうも、そのぐらいやってから売れということです。

テレビ番組の「開運！　なんでも鑑定団」で、すごいきれいな掛け軸が出てきて、値段が1、10、100、1000で終わってしまうことがあります。あれは素人目にはきれいなんだけど、体にいいもの、悪いもの、作品から出てくるものが違うんです。僕も個展に行って、バーッと見て、あの絵、いい気が出ているなと思う絵に出あうと、その絵は売約済みになっているという経験をします。やっぱりわかるんです。

うちに日展の審査員を務める書家の先生が来ていました。書というのは、黒い字もあれば、薄い字もあるし、はっきり読める字もあれば、ミミズがはっているような字もある。日展の審査員であるその書家の先生に「どれが入賞で、どれが佳作か、先生、どうやって決めているんですか」と聞いたら、「見ていませんよ」と言いました。作品の前に立って、ガーンときたら入賞なんだそうです。出てくる「気」ですよね。入賞する作品、ガーンとくる作品を置いておいたら、体にいいんです。美術展で作品の前でオーリングテストをやってみたらわかるはずなんです。

審査員の書家の先生がうちに来たのも、弟子が書いた作品を見て、「おまえ、何かしただろう。作品から出る気がよくなっている」「ちょっと歯医者に通っていまして」「その歯医者、俺にも紹介しろ」ということで、その書家の先生がうちに「診てもらいたいんですけど」と電話してきたんです。一度はうちの従業員が「藤井ですか？　予約がいっぱいですからダメです」とパッと切っちゃったんですが、「そんなことするなよ。その人、将来の人間国宝やで」と言って、来てもらいました。

やっぱり人にとっていいものはよく売れるし、誰でも通じるものがあるんだなということを経験しました。モノを売るほうは「これ、ええで」と勧めるけど、モノを見て、いいか悪いかを決めるときは、ガーンとくるのがわからなかったら、誰かに体を押してもらったらいい。ガツンときたら買ったらいいんです。

あと一つは、「サムハラ、サンバラ、シャンバラ」もあります。これを唱えて石井社長が咳をしていたけど、ウワッと咳をする人が確かにいます。バーッと出てくるんです。そういう霊的なこともどうもあるようです。さっき話したように、神社に行って変になっちゃう人もいるんで、パワースポットだからといって、喜んでやたら神社に行けばいいというものではありません。

今日やって、いい気が出ているけど、帰ってまた悪くなったら、「おまえが原因かもね。今度一緒に治療に行こうぜ」と言って一緒に治さなきゃいけないかもしれません。今日の話を参考にして、自分じゃなくて自分の周りを治すということを勉強していただきたいと思います。

ということで、終わります。お疲れさまでした。

第4章

天地人をつなぎ笑わせる究極の治療は人を幸せにすること

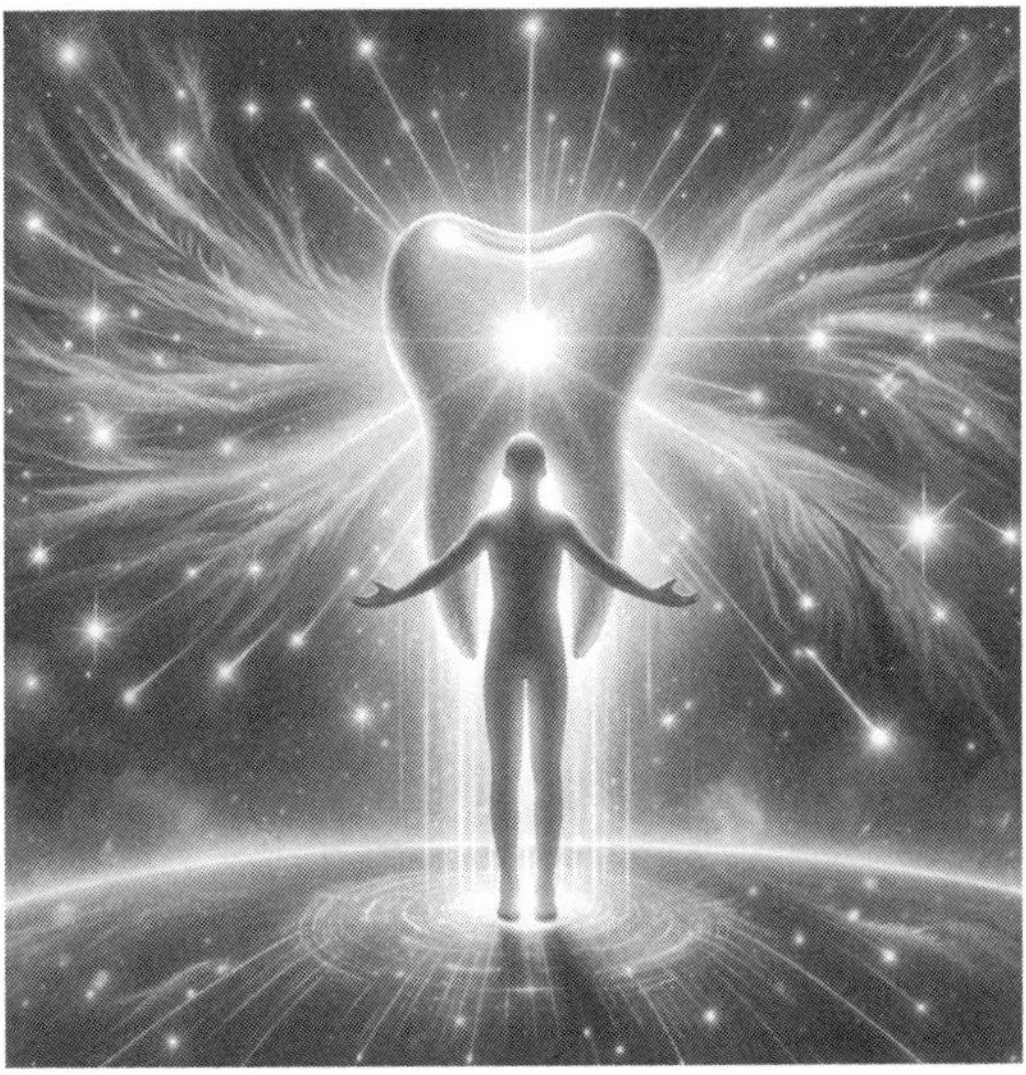

脳と歯と量子波（歯）!?

脳歯科治療体験会セミナー

2024年2月19日（月）実施

天地人をつなぐ

藤井　実は少しご無沙汰している間、心臓の開胸手術を受けました。５時間ぐらいの手術だと言われていたんですが、実際は９時間ぐらいかかったらしいです。手術が終わった後、管をいっぱいつけられて寝かされていたら、立ち会った看護師だと思うけれども、「藤井さん！　藤井さん！」と名前を呼びながら体を揺するんで目が覚めました。「息、していませんでしたよ」と言われて、「あ、僕、死んでいたんですね」と。

それから違う看護師が来て、その人も多分手術に立ち会っていたと思うんですが、「藤井さん、よかったですね、体力があって」と言う。どういうことかなと思っていると、また違う看護師が来て、「藤井さん、よかったですね、体力があって」と言う。体力がなかったらどうなっていたのか。手術が長引いて、多分その２人の看護師は「こらあかんな」と思っていたのかもしれません。最初から成功率95％、20人のうち１人は死ぬと言われていました。でも、ただで帰ってきたくないんで、神様、ハイヤーセルフというか、そういう人からお告げみたいなものを受けて帰ってきました。

後でまた言いますけれども、お告げで「〇〇せよ」と言われたのが2つあって、1つは、「第7チャクラを活性化せよ」と言うんです。それまで第6チャクラの松果体なら知っていたけれども、第7チャクラを活性化せよというのはどういうことか。それだけじゃわからないんですが、今までの経験から言っても、全部手とり足とり教えてくれないんで、自分でオーリングテストをしながら、「それは液体ですか」「固体ですか」「何か食べ物ですか」とか聞いて、液体ということだったので、「その液体は家にあるものですか」「購入しなければいけないものですか」とずっと聞いていって、できたものを今日持ってきました。

僕の場合は、ガンだろうが何だろうが、とにかくまず最初にやることは一つ。天地人をつなぐことです。人がいて、人の上に宇宙があって、人の足下に地球があって、宇宙、人、地球のラインをまずバサッと通します。地のほうは、重心と一緒だから、しっかり立っていないといけない。上のほうは、松果体に入ってくるので、まず上半身の可動域がかたいといけない。それから、松果体は第3の目であり、光を感じるので、暗いといけない。

地を合わせる液体はすでにつくっていました。第7チャクラ、頭頂を合わせるものはなかったのですが、ハイヤーセルフに言われてつくりました。使ってみたら、非常に効果的であることがわかってきました。

前に椅子を1脚置いてもらえますか。石井社長、せっかくだから参加者の皆さんのほうを向いて座ってください。

石井　（椅子を前に持ってきて着席）

藤井　西洋医学的に言うと、背骨の曲がりは万病のもとと言うけれども、実際は宇宙と地球につながれるかどうかです。それをチェックします。

（石井社長の右腕を後ろに引く）全然よくなっていないな。

石井　こっち（左）はもっとひどいです。

藤井　（左腕を後ろに引く）あかんな、これ。全然あかんですよ。これじゃ宇宙とつながっていない。宇宙に逆らっていますね。

石井　残念。

藤井　（右腕を横から持ち上げて頭のほうに倒す・左腕を横から持ち上げて頭のほうに倒す）

アカシックレコード、量子場に完全に逆らって生きていますね。

石井　そんなつもりはなかったんだけど。

藤井　なかったから、こういう出版社をやっている。そういう人たちとめぐり会えるように。

（右腕を前から持ち上げる・左腕を前から持ち上げる・図33）

肩幅ぐらいに足を開いて立ってください。グラウンディング、地面にちゃんとつながれているかどうかを見ます。押しますから力を入れてください。

（右側から骨盤を押す。ふらつく）全然あかんな。

（左側から骨盤を押す。ふらつく）全然ダメですね。

宇宙とも地球とも全然ダメですね。座りましょう。

僕が2回死んで、命がけでつくったものを今日持ってきました。（瓶を取り出して）「第7チャクラ」と書いてあるこれです。メグスリノキ（目薬の木）というのがあって、その木の波動水が九州で売られているんです。1リットル入りボトルぐらいで1万円以上します。その水にケイ素水を入れて、次にプラズマ処理ということで、メドベッドと同じ装置を買って、その装置でビビビッとやった。それでできたものです。

これをバーッとかけるのかと思ったら、そうじゃない。指定どおりの使い方をしないと

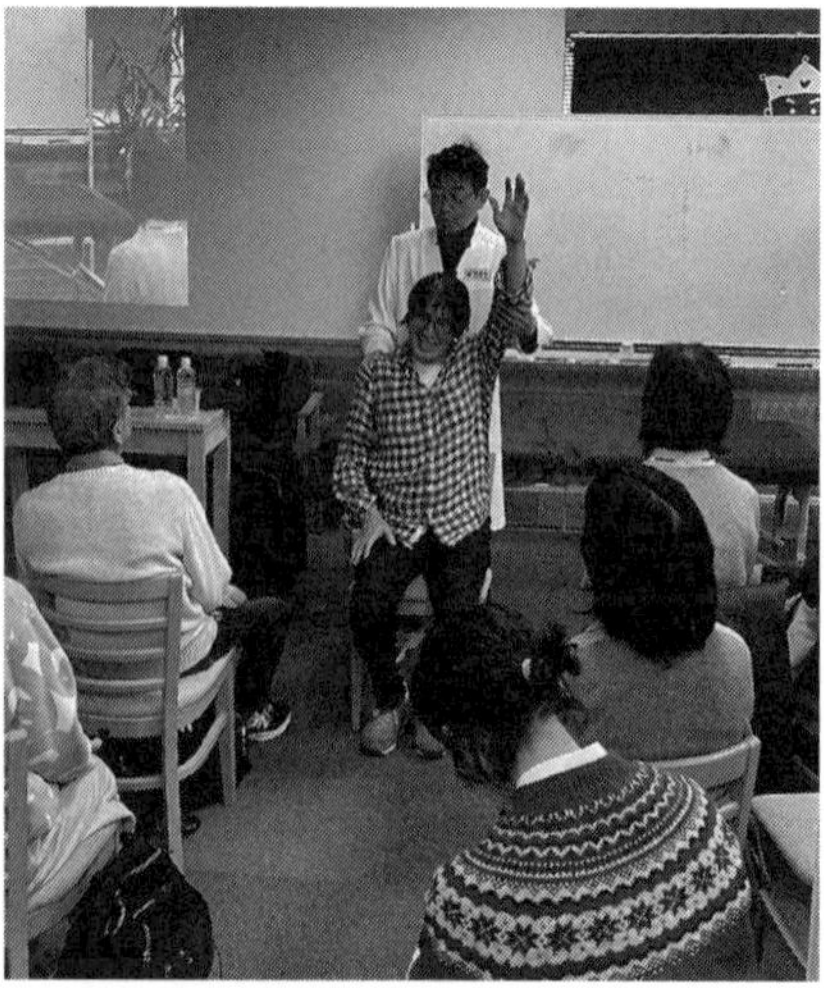
図33　腕を上げるが、動きが悪い

いけない。

10センチ~15センチ上から第7チャクラ（頭頂）に1滴垂らします。垂らしたものを中指で第7チャクラにすり込みます。その中指を次に眉間に置きます。目をつぶった状態で眉間に置いた僕の中指を見ていてください。中指を眉間のところで右回りに動かして、今度は後頭部にあるラムダ縫合（102ページ・図28参照）のところでクルクルと回します。（石井社長に行う・図34）

さあ、どうですか。明るくなってきましたか。

石井　はい。見え方が鮮明です。見ているものに深みがあります。

藤井　眉間のところは第3の目と言われています。自分の目がよくなっているわけじゃなくて、心の目が開いているんです。そうすると、見えるようになる。だんだん見えてきますよ。5分、10分したら、もっと見えるようになる。（石井社長の右腕を後

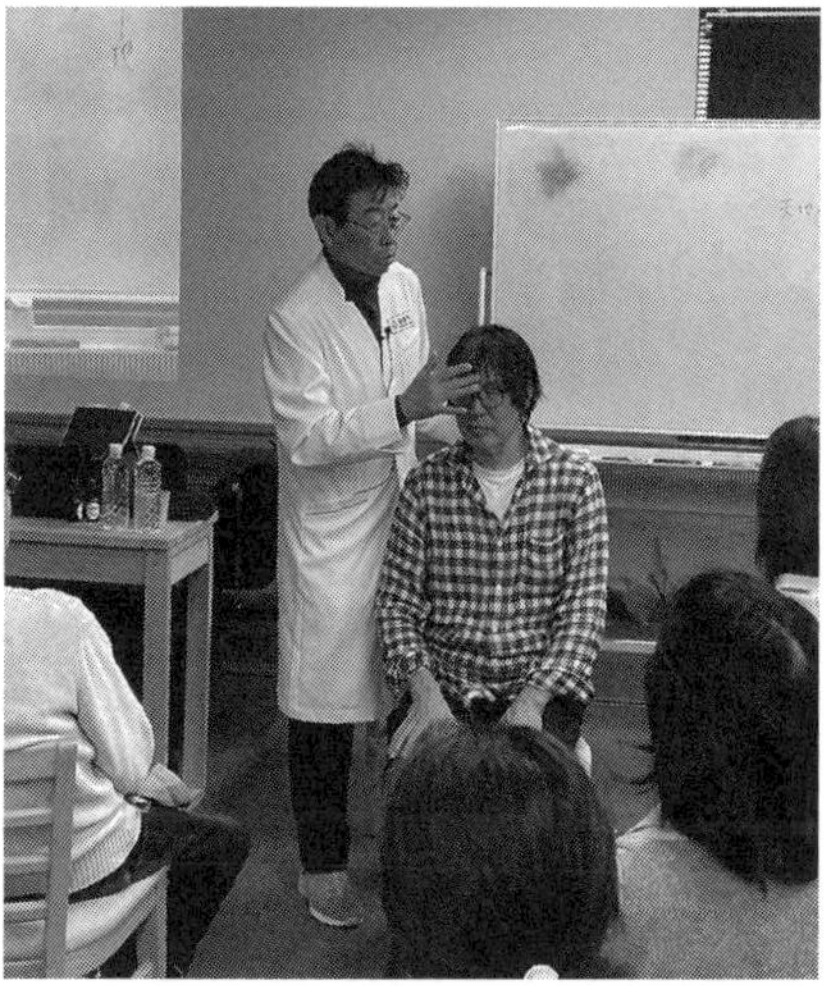

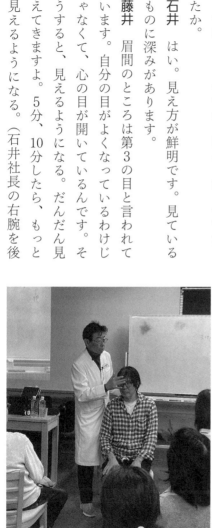

図34　第7チャクラを活性化する水を塗る

ろに引く）

石井　ああ、楽になった。

藤井　ただ、これはまだ完璧じゃないです。（左腕を後ろに引く）

石井　だいぶいいです。

藤井　大分曲がるようになりましたけれども、まだ下が治っていないからね。下から上に来るものもあるんです。

（右腕を横から持ち上げて頭のほうに倒す）これはだいぶ曲がりましたね。

（左腕を横から持ち上げて頭のほうに倒す）これもわりと曲がりましたね。

（右腕を前から持ち上げる）曲がりましたね。

（左腕を前から持ち上げる）これはちょっとかたいですね。

立ってください。

これは前からある稲妻水です。「いなずま」は「稲の妻」と書きます。雷が落ちたところの稲はよく育つらしいです。ヨーロッパのどこかに雷が落ちる池があって、稲妻水はその池の水なんです。雷のおかげで稲がよく育つ。つまりその水は生命力が強いらしい。稲妻水をつくりたかったら、どこかに池をつくって、ただ雷が落ちるのを待っていればいい。落ちれば儲けものです。

後ろを向いてください。稲妻水を第１チャクラ（下腹部〜腰のあたり）にシュッシュッと２吹きぐらいかけます。両足の甲にも１吹きずつかけます。（石井社長に行う・図35）

石井　服の上からでいいんですか。

藤井　もちろん脱いだほうがいいんだけど、波動だから、服を着ていてもいいです。前を向いてください。肩幅ぐらいに足を開いて、力を入れて立ってください。もう一回押します。

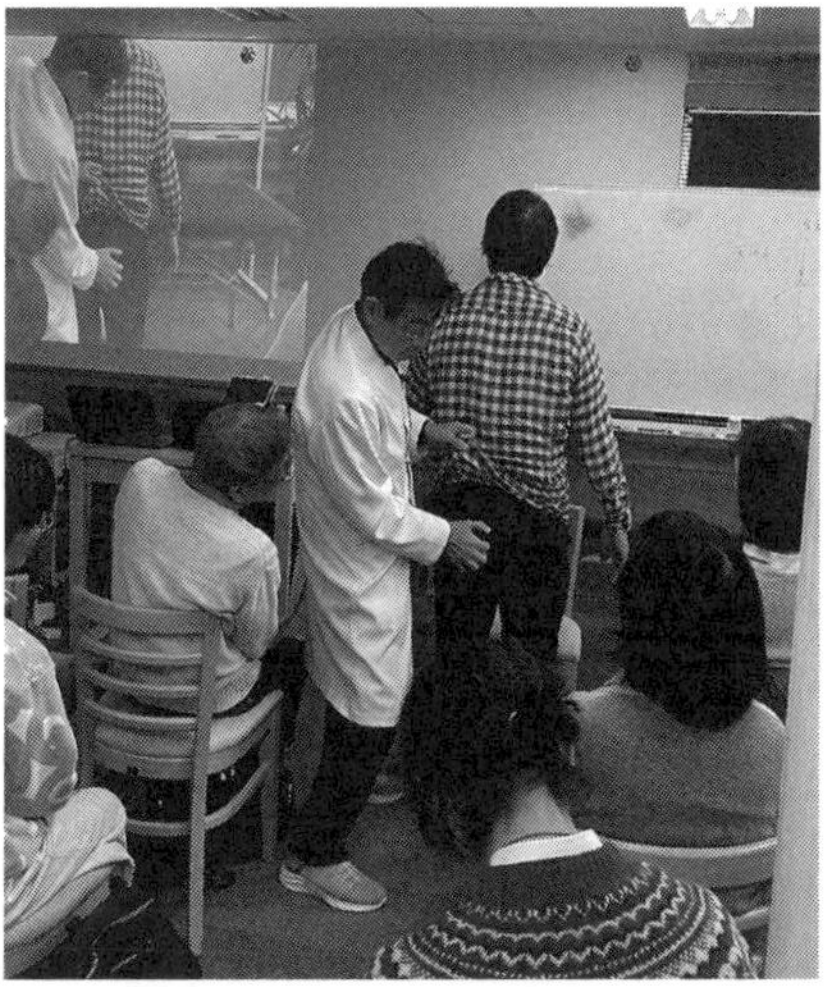

図35　稲妻水を第１チャクラのあたりに吹きかける

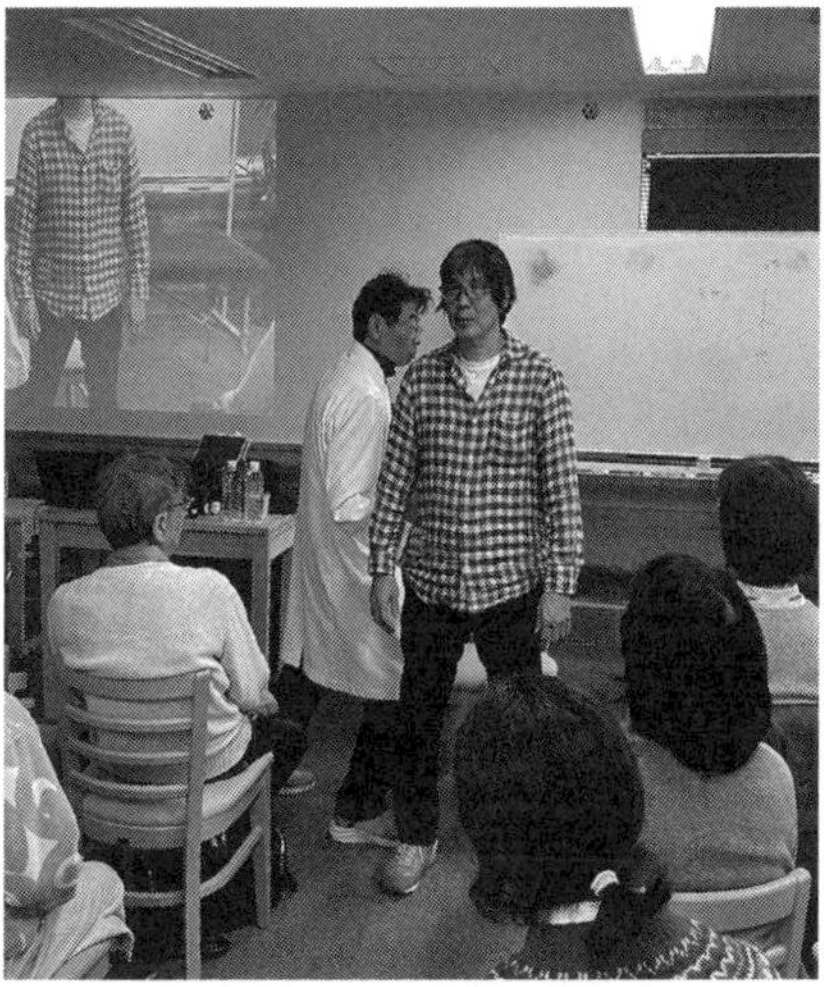

図36　グラウンディングし、押されても動かなくなった

（右側から骨盤を押しても左側から骨盤を押しても動かない・図36）

これでもう動かない。グラウンディングが一気にできる。第7チャクラ水と稲妻水の2つができるまで、歯をやって、グラウンディングさせて、上とつないで、大変だった。それが今はもう素人でもできるようになった。

石井　かければいいんですね。

藤井　そうそう。皆さんでもできるようになったんです。

座ってください。下が合ってきたから、上ももう少し楽になるはずです。これを合わせるのが今まで大変だったんです。

（右腕を後ろに引く）だいぶ緩んできましたね。

（左腕を後ろに引く）

石井　あら！

藤井　緩みましたね。

笑門来福《しょうもんらいふく》　笑うには口角を上げやすく調整すること

藤井　ただ、これで終わったら、俺、なんで歯医者しとるかわからへん。「歯科医じゃないじゃないか」ということになる。ほんとはここからが歯医者の腕の見せどころなんです。それを今からお見せします。

社長は今整えたので普通にしているといいけれども、座っているときと立ったときだけしか見ていないから、動こうとしたら、もしかしたら合わないかもしれない。それを合わせるわけです。

どっちかといったら、今の状態をいかにキープするか。この効果は恐らく早かったら10分か20分、長くて2カ月ぐらいで終わります。2カ月もてば十分や。年に3回か4回歯科に来てピピッとやったら済む。いろんな電磁波とかが飛んでいて世間の状態がよくないんで、そう長くは続かないんです。

今からやるけど、ここからがおもろい。これも歯科医だったら簡単にできることです。

社長、立っていただけますか。横を向いて楽にしてね。――診察のときに「楽にしてね」と言うと、みんな必ず「気をつけ」の姿勢をとってピシッとするんだけど、「おまえのふだんの姿勢は猫背だろう」って（笑）。ムリな姿勢をしないで猫背になってください。猫背でいるのが楽なんです。楽な姿勢でいいんです。ムリやりピシッとしていると腰が痛くなってくる。

座ってください。これも神様から聞いてきました。「背筋を伸ばすにはどうしたらいいでしょうかね」と言ったら、「笑わせろ」と言う。確かに笑うとき人間は緩むし、上を向いて「ワハハハ」と笑う。下を向いて「ワハハハ」とは笑わない。もしそうやって笑うやつがいたら、人をハメたときの笑いとか、ちょっとヤバイ笑いやね。女性の場合、歯を見せたくないんで、どうしても下向きになっちゃうんだけど、一人でいるときは大いに上を向いて「ガハハハ」と笑えばいい。

背筋を伸ばすにはおもろくないとあかん。おもろくしてやったらいい。「笑う門には福来る」と言います。あれは福が来て幸せだから笑っているのではなくて、笑っているから幸せなんです。笑っていると幸せになるのは、口角を上げたときに、これを人間の潜在意識が「幸せだ」と捉えるらしいんです。だけど、口角を上げるのがしんどい人がいる。「笑顔をつくれといっても、それはムリやで。顎のあたりが痛くなって、顔がかたくなってくる」という人がいるわけです。

肩幅ぐらいに足を開いて、力を入れて立っていただけますか。押しますよ。

（右側から石井社長の骨盤を押す。動かない）コケないですよね。

ムリやりニヤッと笑ってください。

（右側から骨盤を押す。ふらつく）

石井　あれ？

藤井　動きますね。だから、笑えない。口角を上げるのが苦手だということです。座ってください。オーリングテストをやってみます。右手の中指と親指で輪をつくってください。引っ張るから、指が離れないように力を入れてね。（オーリングテストを行う・指が離れない）

でも、僕が左側の口角をムリやり上げます。（石井社長の口角を手で押し上げてオーリングテストを行う・指が離れる）体が緩んでいるのがわかりますか。右側の口角を上げます。（同様に指が離れる）緩むでしょう。でも口角を上げるのをものすごく嫌がっているんです。

神様に「笑わせろというのは口角を上げろということですか」と聞いたら、「そうだ」と言う。「実際どうすればいいんですか」と言うと、口角を上げてニヤッと笑うと唇が押される。そのときに歯のでこぼこで嫌な感じを受けると笑えない。それを笑えるようにしてやってくれという極めて簡単なことでした。

「時間がないけど、何かやってくれ」と言う人が来たら、僕は笑えるようにして帰すだけ。ほかには何もしません。

「笑う門には福来る」と言うけれども、僕は今まで体の痛みを取ることばかり考えていました。膝が痛かったら、噛み合わせを調整して痛みを取ってあげる。それでいいじゃないか、それが商売だと思ってやっていたんですが、神様が「おまえ、痛みを取るのがほんとの目的か。そうじゃないだろう。究極の目的は患者さんに幸せになってもらうことだろう」と言う。それは幸せになったら多少痛くてもいいのかもしれないけれども、痛かったらしんどくてつらい。痛みがないほうが幸せになる。腰痛とか肩凝りとかありますが、口の周りも筋肉がカチカチになって凝りが生じますから、痛みのない状態をつくってあげればいいわけです。

口をあけてください。――下の歯のラインのここでしょうね。もう一回オーリングテストをします。（指が離れる）パカッと開きますね。笑うと、唇がそこに触れるんです。そこが嫌なんです。それを丸めてあげればいい。極めて簡単です。時間をかけてじっくり治療しなければいけない人もいますけれども、時間がない中で何かやってくれというときは、まずこれをやります。（歯を削り、オーリングテストを行う・指は離れない）

ニコッとして。（オーリングテストを行う・指は離れない）

ニコッとして幸せになりましたか。

石井　はい（笑）。

「いいえ」とは言えないね。

藤井　口角が上げやすくなるはずなんです。そうすると、自然に笑顔になる。笑顔になれば全身が緩む。笑っているときに体がかたい人はいないです。体をかたくして「ハハハ」と笑う人はいません。笑うときはみんな体中が緩む。こうしておくことによって体が整った状態が長もちするわけです。（石井社長の左腕を後ろに引く。腕がスムーズに後ろに回る）

石井　ああ。

藤井　（左腕を横から持ち上げて頭のほうに倒す。次に前から持ち上げる）

　立ってください。体中、大分緩みましたか。

石井　はい。（左右の肩を交互に後ろに回して）こうやるのがよくできなかったんです。

藤井　グラウンディングをもう一回調べます。

（右側から骨盤を押す）力を入れて押しても、もう動かない。ここまでやらないとダメです。

（左側から骨盤を押す）動かない。

　これでグラウンディングができて、宇宙ともほぼつながりました。あとはニヤッと笑っていたらいい。笑いやすくしておきましたから。

石井　ありがとうございました。（会場拍手）

藤井　拍手してもらっているけれども、僕じゃないんです。神様なんです。これが僕が2回死にかけたときのあの世からのお土産です。これはひとり占めしたらダメだ。みんなに分けてあげないといけない。

これはシュッシュッとかけてピッとやったら、それで終わりですから、はっきり言って全国の歯医者で簡単にできます。昨日も講習会をしましたが、その前の講習会は全国から2人しか来なかった。こういう治療に全然興味がない。ほんとに勉強してほしいなと思います。

西洋医学が考える作用機序への疑問——抗生物質はなぜ効く？

藤井　西洋医学と実際との矛盾というか、西洋医学をしている先生からすると、不都合な真実、パラドックスのようなことがあります。その話をします。

皆さんも一度はお世話になったことがある抗生物質はなぜ効くか。僕らが習ってきたことによると、抗生物質が体の中に入り、血流に乗って感染病巣に行く。そこで細菌が増殖するのに必要なものをブロックして細菌を殺すわけです。人間は動物だから細胞壁がないけれども、植物や細菌は細胞壁をつくらないといけない。細菌が細胞壁をつくる、その細胞壁をつくるときのどこかの過程を邪魔すると、細胞ができなくなる。それがペニシリンとか最初の抗生物質の考え方だというわけです。

例えば感染部位が痛いときに抗生物質を飲んだらよくなった、楽になったというのは、抗生物質が今言った作用機序で、感染部位にいたばい菌を増殖できないようにして死滅させたからだと習ってきた。皆さんもそう思っていると思うけれども、これは本当なのか。

病巣感染によると思われる症状が、抗生物質を飲まずに変化した例　1

過去にヘルニアを患い、首や腰が痛いということで治療に来た女性です。

右上の犬歯が虫歯で、虫歯のばい菌が神経の管をずっと伝わって、上のほうの歯の根っこに入り込んで、そこが黒くなっています（図37）。細菌を専門の道具で掃除して虫歯を取ります。

どこかに慢性的な感染があると、そこから離れた別のところに病気が出てくる。これを病巣感染と言います。一番古いところでは、ヒポクラテスが、歯を抜いたら膝かどこかの関節炎が治ったと書いています。歯のばい菌が血流に乗り、いろいろな臓器に飛んでいって、そこで悪さをするという感じです。実際に心臓の冠動脈をあけたら、悪いことをしているかどうかは別だけれども、歯周病菌が見つかったことがあったのは確かです。

喉や歯のばい菌ないしは、ばい菌の産生物が飛んでいって起こる病巣感染の代表格とされているのが、腎臓病です。飛んできたばい菌ないしはその産生物が腎臓にへばりつき、そこで悪さをして腎臓病を起こすと言われています。仙台の堀田修先生は喉や口腔を殺菌剤でガーッと殺菌します。だから、宮城県は透析患者数がほかの県よりも比較的少ないそうです。腎臓が悪い人が少ないというわけです。

この動画の女性は、歯に病巣があります。同時に、首が回りにくいという症状もあります。細菌感染が歯の根のほうまで及んでいて、そこに細菌がいるので、細菌感染に効く抗生物質クラビットを飲むのではなくて、歯の根のところに貼りました（図38）。すると、首を横に向けられるようになりました。このことからして歯の細菌感染のために首に症状が出ている病巣感染と診断できます。

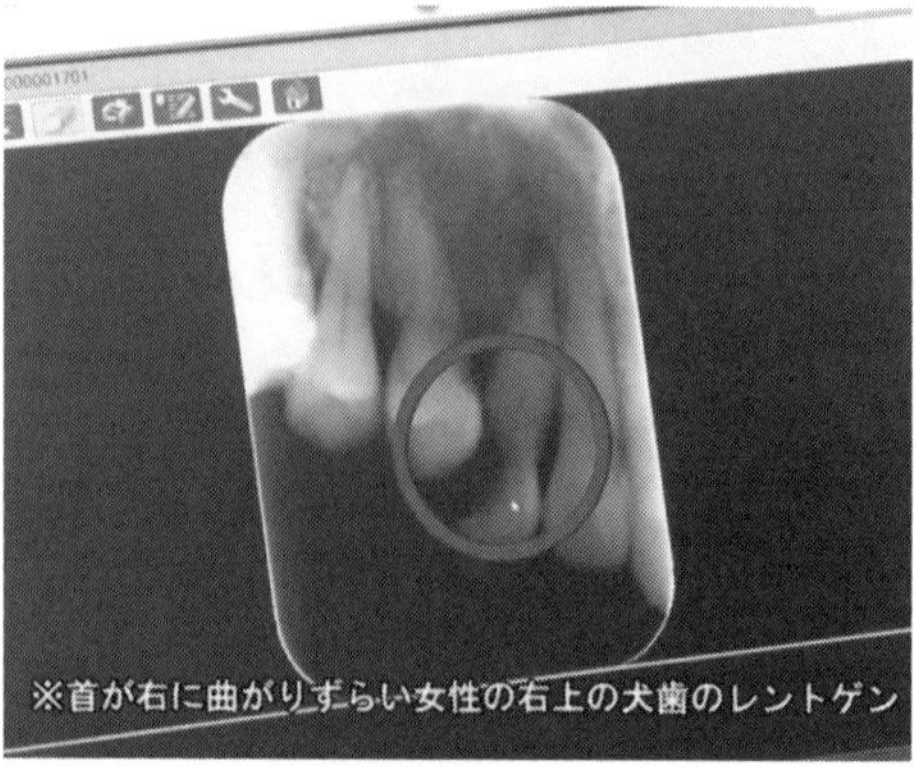
※首が右に曲がりずらい女性の右上の犬歯のレントゲン

図37　右上の犬歯が虫歯に、その上が黒くなっている

そこで、歯のばい菌を除去します。神経の管のばい菌を掃除するヤスリみたいなものを

入れていきます。機械がピーッと鳴った時点で貫通しました。根っこの先は酸素が少ない場合が多いので、ばい菌の中でも酸素を嫌う嫌気性菌の活性が下がるわけです。

――首が痛みもなく楽に回るようになりました。

病巣感染で虫歯の菌が首に来ているのは確かです。だけど、見てほしいのは、僕が抗生物質を飲ませていないということです。飲ませていないけれども、歯の根のところに抗生物質を貼ったら首が楽になった。抗生物質が首に行ったわけじゃないということです。

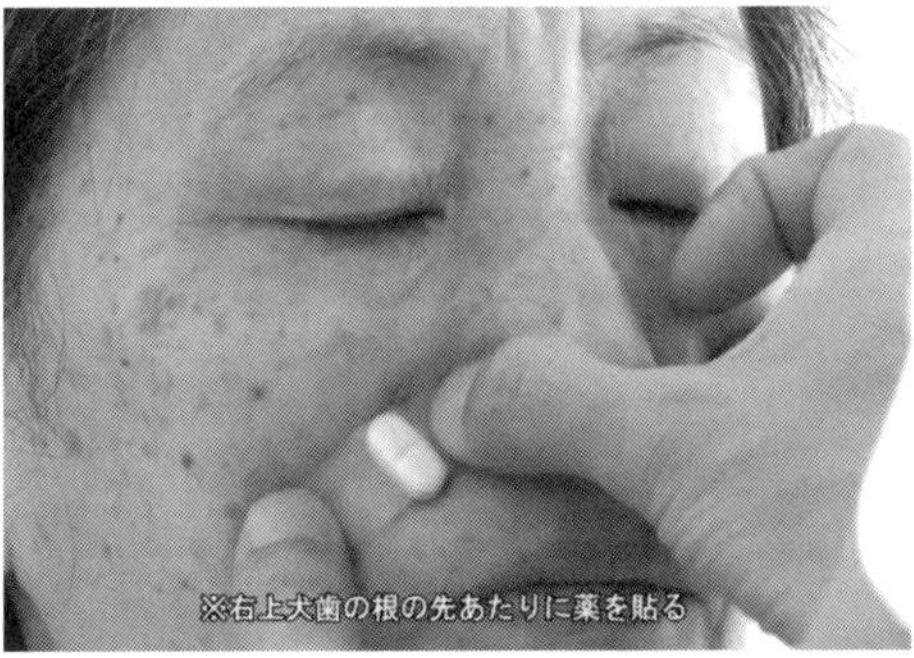

図38　歯の根のところに抗生物質を貼る

病巣感染によると思われる症状が、抗生物質を飲まずに変化した例　2

歯のばい菌が右腕に来た症例です。

右腕は痛くて上がらない（図39）。

左腕を上げるのは問題ない。

1カ月半前ぐらいから右腕が上がらなくなってきて、神経ブロック注射を2回しました。

そのときは神経が麻痺して痛みは取れるけれども、腕は上がらない。

　CTでは上顎《じょうがく》右側《そく》4番の第一小臼歯が割れています。そこへ抗生物質を近づけると、右腕は痛いけれども上がります。抗生物質を外すと、もう耐えられない。

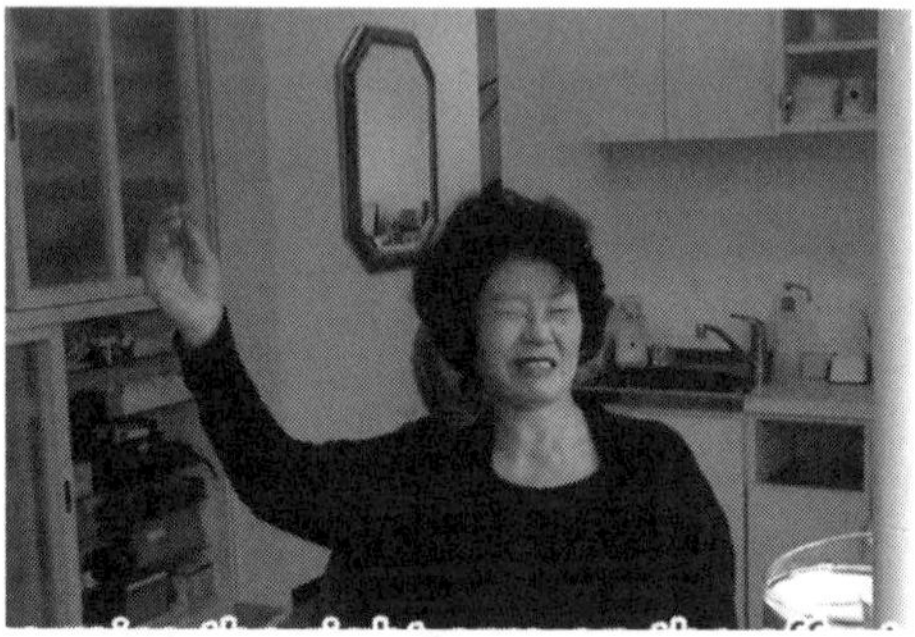

図39　右腕が上がらない状態

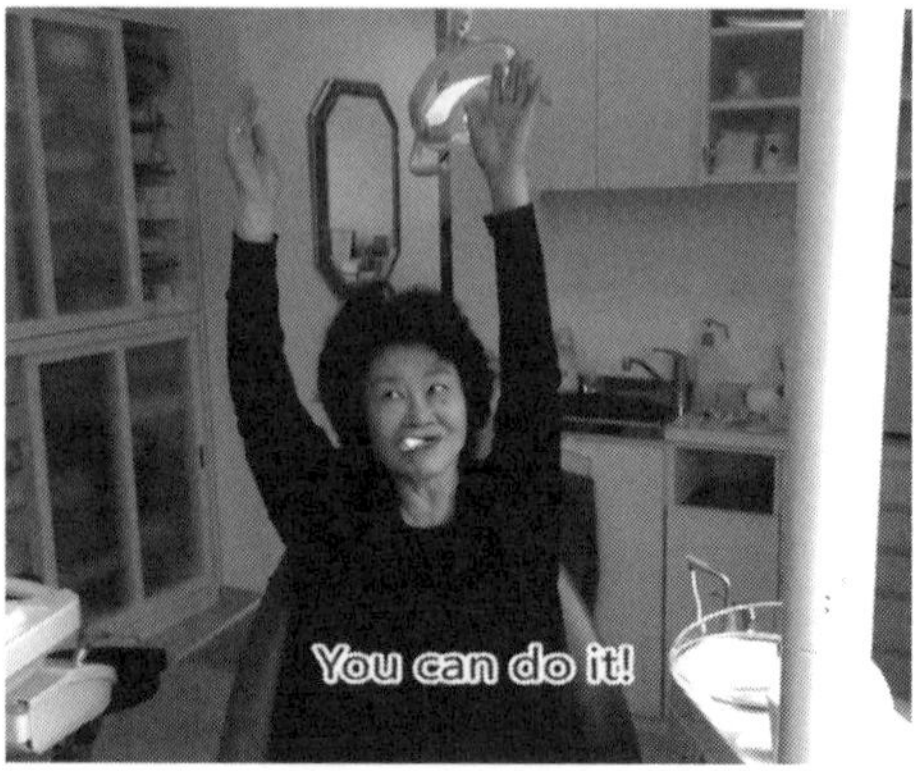

図40　割れた歯を抜き内部を掃除した後、右腕が上がった

　割れた第一小臼歯を抜いて、抜いた歯槽骨の内部を掃除しました。その直後、右腕はスムーズに上がりました（図40）。

　ここで言えることは、この症例も抗生物質を近づけただけで改善するということです。

もう一つは、もしばい菌が血流に乗って飛んでいくなら、歯を抜いて、抜いたところを掃除をしています（専門用語で「抜歯窩掻爬《ばっしかそうは》」という）ので、掃除であんなにひっかかいたら、いっとき血流の中のばい菌濃度が上がって症状が悪化しないとおかしい。でも、それが全くない。だから、どこかの病巣のばい菌が飛んでいって悪くしているというのはあやしい。ヒポクラテスが言うように、歯を抜いたら治るというのは確かです。それはウソじゃなくてほんとの話ですが、作用機序が違うんです。

抗生物質が効いているのも、体の中に入った抗生物質がばい菌を殺すという作用機序じゃない。薬を飲むことを日本語で「服用」と言います。「飲用」とは言わない。「服（ふく）として用いる」と言っている。東洋人は昔からわかっていたんです。でも、西洋人はわかっていない。その西洋人の医学がもう何百年も続いていて、ずっとそれが正しいと思ってやってきている。日本人は東洋人の顔をした西洋人です。だから、「それは違う」と言ってもわかってくれないのです。

抗生物質の作用機序は、もちろん体の中に入って菌を殺すということも研究で確かめられていますが、それだけじゃない。動画にあったように、飲まなくても体が動く。飲まなくても効くということがもう一つの作用機序としてあるのです。この2つがあるから、効いた場合、どっちで効いているかわからない。ただ、患者さんもドクターも、体の中に入った抗生物質が細菌感染を抑えたから効いたと思い込んでいるわけです。

セミナー会場でのデモ治療〔31〕ＭＭさん・男性
歯を調整して口角を上げる「めちゃめちゃ気分がいいです」

藤井　目の見えない方ですね。（歯の治療で）見えないのが見えるようになるかどうかは知らんけど、全く見えないんですか。薄くは見えるんですか。

ＭＭさん　左目の中心部だけ、ホワイトアウトしているみたいな光を感じます。

藤井　首が痛いとか、肩が凝るとか、体の不定愁訴は何かありますか。

ＭＭさん　右肩がちょっと痛いです。あと、昔から背中のあたりが簡単に凝ってしまいます。

藤井　といったって、さっき言ったように、どんな病気でも天地人を合わせるのが仕事なので。ガンだろうがなんだろうが天地人を合わせてからスタートですから、合っているかどうか調べます。

まず上半身のかたさからいきます。

（ＭＭさんの右腕を後ろに引く・左腕を後ろに引く）

割とやわらかいですね。

(右腕を横から持ち上げて頭のほうに倒す・左腕を横から持ち上げて頭のほうに倒す)

(右腕を前から持ち上げる・左腕を前から持ち上げる)

大体わかりました。

上熱下寒《じょうねつげかん》というのか、要するに上のほうに気が行っちゃっているんです。

肩幅ぐらいに足を開いて立ってください。僕が骨盤のあたりを押すから、倒れないように踏ん張ってください。

(右側からMMさんの骨盤を押すと少しふらつく・左側から骨盤を押しても少しふらつく)

上はやわらかいけど、下は踏ん張れない。地球のほうに上手につながっていないんです。

今から第1チャクラのところに稲妻水をかけます。稲妻水はもちろん全然害はありません。僕の目にかけたって何もない。かけて5秒ぐらい待ちます。——もう一回押します。

(右側から骨盤を押しても左側から骨盤を押しても動かない)

もうつながりましたからコケないです。この方は目が不自由で、物につまずいたりしたらコケる可能性が高いので、しっかり踏ん張れることが大事です。ボクシングの選手のマウスピースもそうなんですよ。打たれて口を切ったって、そんなの翌日には治ります。怖いのは転倒して頭を打ったりすることです。ラグビーもそうだけれども、多少どつかれてもコケないようにするのがマウスピースのほんとの役割です。

座ってください。全くコケなくなりましたけれども、上でぶり返すことがあります。（右腕を後ろに引く）大丈夫ですね。ぶり返していないですね。（左腕を後ろに引く）ああ、いいですね。余計やわらかくなりましたね。

ちょっと変わりましたか。

MMさん　そうですね。

藤井　何が変わりましたか。

MMさん　バランスかな。

藤井　天は二物を与えずで、目の見えない人は逆にほかの感覚が僕らより発達しています。風の動きを感じたりする力は僕らより強いから、僕らが見えないものが見えるとか、何か感じているかなと思ったんです。

第7チャクラ水を頭頂部に一滴垂らして、中指ですり込みます。（その中指を第3の目に置いて回す）僕の指の先をつぶった目で見てください。これで松果体を活性化させます。（中指をラムダ縫合に置いて回す）さあ、どうですか。変わってきましたか。

MMさん　軽くなりました。

藤井　今第3の目を活性化したんだけど、明るくはならないですか。もともと上がやわらかいんで、松果体はそんなに悪くない。多分、目が見えないから松果体が発達しちゃって、僕らより大きいはずです。だから、普通の人よりも見えていると思う。物としては見えなくても、松果体がわずかな光でも感じるんで。

MMさん　そうですね。明るいかもしれないですね。

藤井　じゃ、ニコニコしますか。――下顎の右側の歯ですね。

治療の目的として、もちろん痛みがないこと、即効性があること、副作用がないこと、そしてできたら効果を長もちさせたいということがあります。痛みや副作用をなくそうと思ったら、極力何もしなかったらいい。必要最小限のことだけやって終わればいい。あとは自分の体で治してくれということです。（歯を削る）

楽にしてください。ニコッ。――笑いやすくなりましたか。

MMさん　楽しいです（笑）。

藤井　さっき言ったように、楽しいから笑っているのではなくて、笑うから楽しい。

MMさん　そうですね。気持ちがいいですね。

藤井　口角が上がりやすいでしょう。

MMさん　ええ。

藤井　そうすると、体がやわらかくなるし、気持ちも楽になるし、うれしくなるし、福が寄ってくる。治療を終えて駅に行ったら、もう小っちゃいラッキーなことが起こったという患者さんもいます。

いきなりドカンとはこないけれども、例えば電車の発車時刻に2分遅れてしまったところ、2分遅れて電車が来たとか、小っちゃいラッキーなことが起こる。でかいラッキーなことを起こしたかったら、宝くじでも買えばいい。「そこに宝くじ売り場があるから、今日買って帰り」と必ず患者さんに言うねん（笑）。

ただ、「金持ちになりたい」と言ってはいけない。それを言うのは「私、貧乏ですねん」と言っているのと一緒で、貧乏神が寄ってくる。どうしても言いたかったら、「私、さらに金持ちになりたいです」。「さらに」はいいけど、「もっと」はあかんらしい。

「笑う門には福来る」で、笑っていると福が来る。その典型的な人がやり投《なげ》の北口榛花《はるか》選手です。あの人は負けても勝ってもいつもニコニコ笑っている。そしたら、ほんまに世界選手権で優勝してもうた。いつも笑っていてください。そしたら、潜在意識が「何かええことあったんやな」と思って、いいことを呼び寄せるんです。

MMさん　めちゃめちゃ気分がいいです。

藤井　そうでしょう。笑ってください。

終わります。お疲れさまでした。

ＭＭさん　ありがとうございました。

藤井　拍手、拍手。（会場拍手）日本人は拍手が少ないねん。外国の学会に行ったら、みんな「ウォーッ」って言ってやっとるで。外国人はちょっとオーバーアクションなところがあるからね。日本の学会でやったら、シーンとしている。「なんだ、この静けさは。この発表を外国でしたらスダンディングオベーションだぞ」という感じです。

広がらない最先端医療　業界の裏側

藤井　現実に二十何年ずっとこうやって発表したり何かしても全く広がっていない。専門家とか事情通はあかん。底上げせなあかん。皆さんがやらなあかん。それか独裁者が出てくるか、どっちかだわ。金正恩みたいな人が「この治療はいいから、今日からみんなやれ」と言ったら終わりや（笑）。

今、日本人は1億人ちょっと、中国人は14億人でしょう。でも、透析している人の数は、中国は日本の2倍です。おかしいやろ。日本では、しなくてもいい人まで透析している。

あれはマネーや。もうなんでもマネーやで。高血圧の基準を5ほど下げたのもマネー。

1本の歯を治すために宇宙から整えていく

藤井　天地人を整えることが大事だとお話ししました。天地人を整えるというのはどういうことか。

例えばそこにドアがあって、そのドアがあかない。それを病気だとします。あかないドアにカンナをかけて、蝶番《ちょうつがい》を新しいものにかえる。これが西洋医学の考え方です。だけど、一歩下がって見たら家自体が傾いているかもしれない。家が傾いているとドアがあかない。傾いている家を直してもとに戻したら、カンナをかけたり、蝶番を取りかえたり、ドアにさわらなくてもあくようになる。ところが、土地が傾いているかもしれない。だったら整地しなければならないけれども、地球が狂っているかもしれない。さらに宇宙が間違っているかもしれない。

そうすると、歯1本を治すのに、宇宙、地球、体幹、頭蓋骨、歯槽骨、歯、その順番で治していかないといけない。患者さんに「ここ、ここ」と言われても、「待て待て。そこはまださわらない。宇宙から1個ずつやって、最後にそこをちょっとやるから」、そうせなあかん。

西洋医学は局所の症状を取ることしか考えないから、カンナをかけて「はい、ドアあきましたよ」。そのときはいいんだけど、傾いているのが直っていないから、また起こるし、傾きが余計ひどくなるかもしれない。そしたら、今度は大手術になる。そのへんの考えが全然あかんのです。膝の痛みも、抗生物質も、作用機序がウソというか、作用機序に抜け落ちがあるんです。

量子波による遠隔治療

藤井　これまでのセミナーでは、調整した入れ歯を入れて楽になったケースをご紹介してきました。今度はもっとすごいです。

症例の動画紹介

〈ケース17〉膝と同じバイブレーションを持つ入れ歯の部分を調整

これも膝です。一番新しい動画で、ユーチューブにも何も上げていません。一般には見せていません。この動画を見られる皆さんはラッキーです。

どちらの膝も痛いけれども、特に痛いのが左膝で、体重をかけたときに膝のお皿の下が痛い。診断用の階段を上りおりしてもらったら、いかにも大変そうです(図41)。おりるよりも、上るときの左膝のお皿の下がつらいとおっしゃっています。もちろんこれは膝関節や軟骨のせいではありません。

入れ歯を外してもらって、左膝と共鳴する3カ所を削って、出ている波動を変えました。入れ歯を入れな

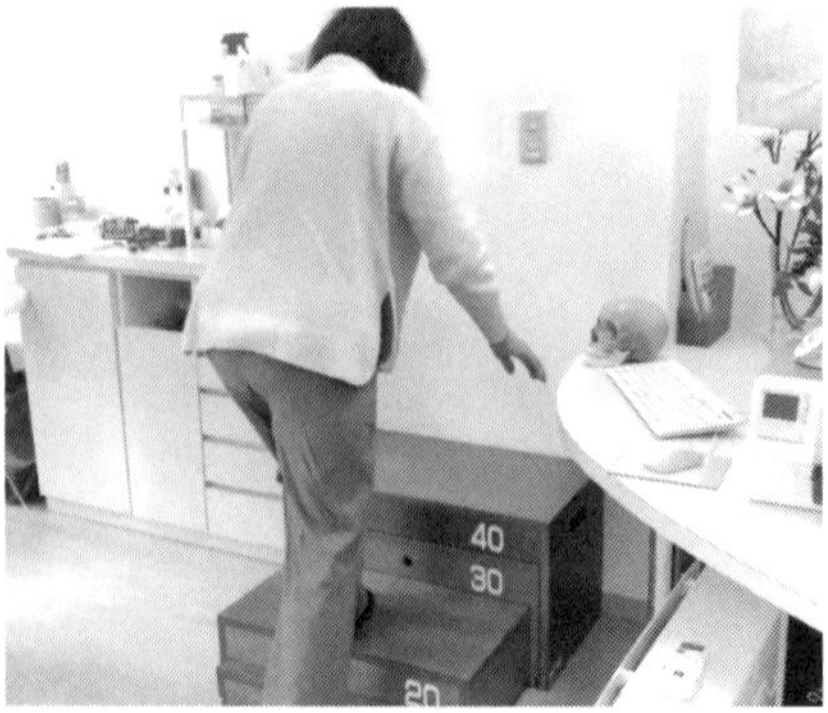

図41　よろけそうになりながら階段を上る

い状態で診断用の階段を上りおりしてもらうと、左足が楽になったと言う。左を合わせただけなので、右はまだ痛い。

左の痛みは消えたので、今度は右膝と共鳴するところから出ている波動を調整し、入れ歯の金属部分も研磨しました。調整している最中から痛みが消えていって、「楽」とおっしゃっていました。入れ歯を入れない状態で診断用の階段の上りおりをしてもらうと、痛くないということでした。

入れ歯を入れると、診断用の階段をほぼ正常に上りおりできました（図42）。

今日は動画を全部見せられないけれども、僕が手元で入れ歯を調整している最中に、離れたところにいる患者さんの膝がもう治るという事実は、今ご覧いただいた動画だけでもわかります。物質は素粒子でできていて、素粒子は波と粒の両方の性質があり、物質からは固有波動が出ています。患者さんの膝と共鳴する、要するに膝と同じバイブレーション

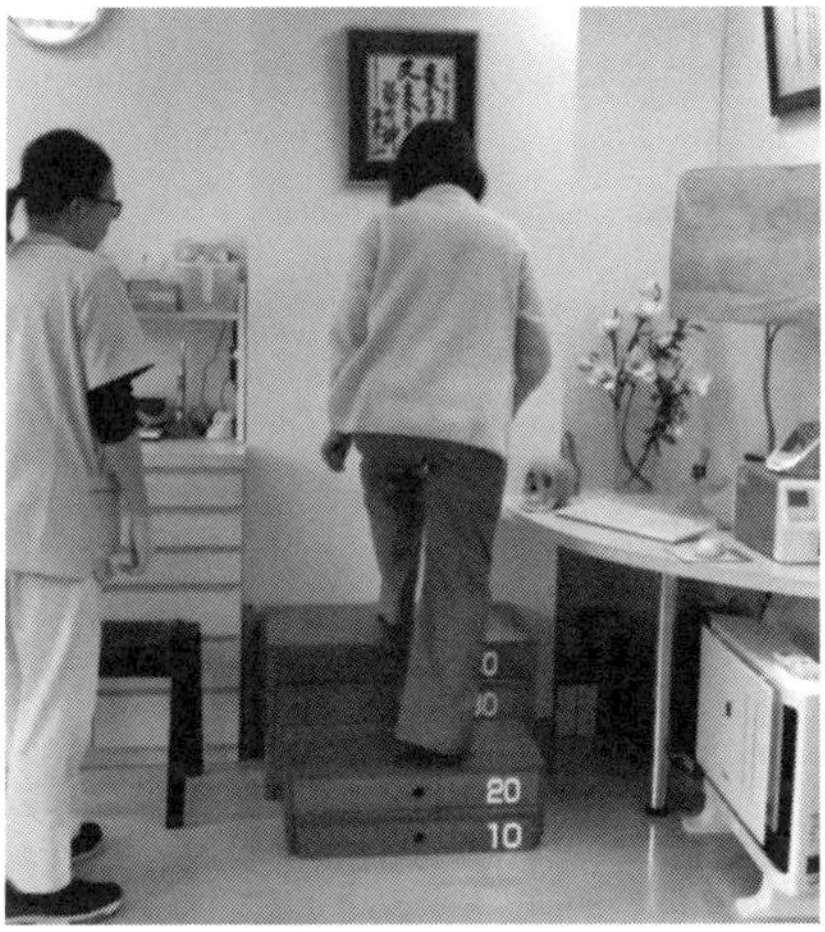

図42　入れ歯調整後、危なげなく階段を上る

を持つ部分が入れ歯にあって、その部分を変えることによって膝の波動も変わって治る。そういうぐあいに遠隔でも治すことができるのです。

今動画でご覧いただいた現象は量子力学的な波動医療では当たり前です。だけど、今の西洋医学はニュートンの古典力学でとまってしまっている。残念ながら思考停止状態が120年あまり続いていて、量子力学と相対性理論が入っていないから、波動を利用した医学をオカルト医学だとか、科学的根拠のないトンデモ医学だとか言って排除してきたんです。今でも波動医療をネットで調べたら、こんなことをやるのは非科学的なとんでもない連中だとか批判が載っていますが、批判するのは簡単です。自分で治してから物を言えということです。

あるいは、奇跡が起こったということで、波動医療を不思議系で片づけてしまう。「不思議や」言うてるやつは120年以上前で思考が止まっているんです。

去年（2023年）の地方選挙で、久保直子さんが参政党から出て吹田市議会議員に当選しました。久保さんが最も疲れをためて、次男も高熱を出したとき、突然、長男が起き上がれなくなった。驚いた、久保さんのお母さんが救急車を呼んだんだけど、駅前でマイクを持って選挙活動をしていた久保さんは連絡を受け、救急車に帰ってもらって、その日、近くにいた僕のところに長男を連れてきました。

「藤井先生は快く長男を診てくれましたが、その後私の治療を始めました。すると一瞬で長男の上がりにくかった腕がすんなり上がるという奇跡が起きました。私と息子は『木星くらい離れないと影響がある』という藤井先生のお言葉に、波動療法の凄まじさを体感しました」と書いてありますが、治療を奇跡と思ってしまう。奇跡じゃなくて、今の西洋医学の概念が遅れているだけです。

量子力学と相対性理論を組み込んで医学をすると、こういうことが起こるんだけど、この議員は頭が124年遅れているから、奇跡を見ているように思う。市会議員になって、「こんなことがあるで」とみんなに言いまくればいいと私は思っていますけどね。

量子力学を用いた医学とは

藤井　原子（アトム）は、鉄腕アトムのアトムですな。原子核と電子（e⁻）でできています。原子核の周りを電子が回っています。原子核は中性子と陽子でできていて、中性子は2つのダウンクオーク（D）と1つのアップクオーク（U）、陽子は1つのダウンクオークと2つのアップクオークでできています（図43）。

電子、クオークを素粒子あるいは量子と言います。さっきもちょっと言ったように量子は波動と粒子の2つの性質を持っています。例えばこのホワイトボードにレーザー光線が当たると、当たったところが光ります。当たるまでレーザー光線は見えない。見えない部分が波で、当たると粒子になって見えるわけです。

ホワイトボードに字を書くマーカーも、それを消すものも、物質はみんな素粒子でできています。だから、波動を出しています。波動がバーッと飛んでいくから、動画で紹介したようなことが起こる。波動医学とか、量子医学とか、量子力学を使った医学とか言われているものは、これなんです。ヒカルランドもそういうことを提唱している先生の本を出していると思います。

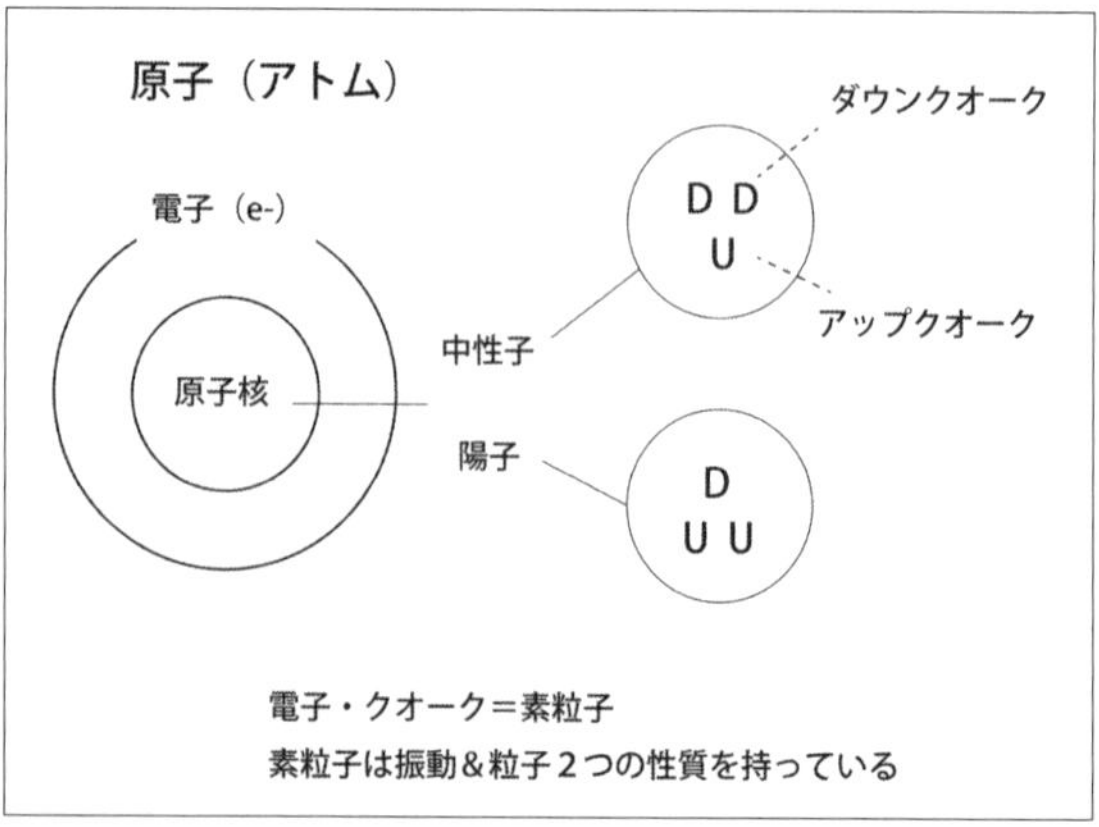

図43

意識の波動

藤井　今も本屋でスピリチュアルのコーナーに行くと、皆さんがよく聞く「引き寄せの法則」の本ばかりです。どの本も書いてあることが違う。ある本は「こうやれ」と言い、ある本は「こうしたらあかん」と言っている。金持ちになりたいと思え、思ったらあかん、実際どっちやねん。あげくの果てに、亡くなった人を呼んできて「死んだあの人がこう言っている」。

あれだけ本が出ているのは、引き寄せられない人がいっぱいいるからです。一部の人だけ成功している。大部分の人はうまくいかない。だから、また違う先生が書いた本を読む。「これで決定　引き寄せの法則」とか、「引き寄せの法則決定版」とか、「引き寄せの法則は本当はこうだった」とか、幾らでも本がある。僕から言わせたら、どれを読んでいいかわからへん。

ここでも前にやりましたけれども、実は我々が持っている意識も波動です。例えばこっちにハープがあって、ドレミファソラシドの弦がある。あっちに「ミ」の弦があって、それをビーンとはじくと、共鳴（resonance・レゾナンス）、共振とも言うけれども、こっちのハープの同じ「ミ」の弦が響きます。これが共鳴現象です。引き寄せの法則は、引き寄せているのではなくて、ただ共鳴させているだけなんです。「ありがとう」を1万回言えとか言っている人がいますが、「ありがとう」の波動を出していれば、それと共鳴する社会現象が出てくるわけです。

ただボーッと「ありがとう、ありがとう……」と念仏みたいに繰り返しても効果は少ない。「ありがとう」に気持ちを込めないといけない。そうしたら「ありがとう」の波動が寄ってくるんだけど、それはあくまでも「ありがとう」の波動が正しく向こうに行ってからの話です。ここやねん、僕の言いたいのは。

こんな話、好きな人。――じゃ、ちょっと出てきてごらん。

セミナー会場でのデモ治療〔32〕YTさん・女性
膝が悪いのは結果であり、本当に悪いのは波動

YTさん　（前に出てきて着席）

藤井　彼女からもバーッと波動が出ています。朝起きたら「今日も一日を迎えることができました。ありがとうございます」、寝るときは「今日はすばらしい一日でした。ありがとうございます」と言っていたら、その「ありがとう」の波動がバーッと飛んでいって、どこかでありがたいことと共振して、そのありがたいことが寄ってくる。ただ、この人から「ありがとう」という波動が正しく行けばいいんだけど、乱れた波動が出ているとあかんわけです。

（前列の参加者に）ちょっと来て。ここに立ってください。（参加者E氏、YTさんの右側にYTさんのほうを向いて立つ）

（藤井氏、右側からE氏の骨盤を押す。動かない）コケへんよね。

ここに立ってみて。（参加者E氏、YTさんの左側にYTさんのほうを向いて立つ）

（藤井氏、右側からE氏の骨盤を押す。ふらつく）簡単にコケちゃう。

つまり、YTさんの左側の波動があかんねん。だから、いくら「ありがとう」という波動を出しても、グニャグニャッとなってしまう。せっかく「ありがとう」の波動で出発したのに、宇宙に行ったときには「バカヤロウ」になっている可能性もある。これをきれいにしてやらないといけない。そうしないと、いくらアファメーションを唱えたって実現しない。

引き寄せに成功した人はいっぱいいるけど、皆、波動がきれいなんです。だから、自分の波動がちゃんと行って、共鳴したことが起こる。波動が乱れていると、成功した人と同じようにやっても起こらないので、波動をきれいにしてやればいい。それだけの話なんですが、ここが抜けていると僕は思うんです。ヒカルランドに来る人はスピリチュアルな話ができていいです。学会だと、「だから、これは神経作用でしょう」とか思いもしないことを言わされたりして、スピリチュアルな話ができないときがあるんです。

（YTさんに）言った以上、治してあげますからね。最後は、さっきやったように笑いやすい状態にして帰します。この人の場合、左側の波動と共振している歯を見つければいい。それは上顎左側《じょうがくさそく》の歯です。一緒に診るので、ほかに何か悩んでいることはありますか。

YIさん　膝です。

藤井　どんな格好をすると膝が痛いですか。

YTさん　ずっと座りっ放しでいると。

藤井　正座は痛いですか。

YTさん　そうですね。

藤井　場の乱れが膝の痛みを生んでいるかもしれません。膝は、腰が悪くても悪くなるし、かかとが悪くても悪くなる。はっきり言って、膝がほんとに悪い人はあんまりいません。

結果として症状が出ているだけなんです。

　仰向けに寝て楽にしてください。

（ＹＴさんの右足の膝を曲げる）かたいですね。

（左足の膝を曲げる）ああ、かたいなあ。（かかとが太腿の裏に）全然つかないものね。

　もう一回座ってください。「膝がよくなりたい」ではダメです。膝が絶好調で走り回っている状態をイメージしていてください。まずそういう波動がちゃんと行くようにしないといけない。そしたらそういう波動が飛んでくるんです。

（歯を削る）たくさん削るのが目的じゃなくて、波動を変えるのが目的です。波動が変わったらそれでいいんです。

（先程協力してくれた参加者Ｅ氏に）もう一回同じところに立ってみて。

（Ｅ氏、先程と同様にＹＴさんの左側にＹＴさんのほうを向いて立つ）

（藤井氏、右側からＥ氏の骨盤を押す。動かない）ほら、コケない。

　これで「膝がよくなりたい」と言うと、膝が悪いと思っちゃうから、「膝がよくなって走れます」と言ってください。病気でもそうです。僕は手術した後、ベッドに張りつけになっていたけれども、野山を走っているところをイメージしていました。

　もう一度寝て楽にしてください。

（ＹＴさんの右足の膝を曲げる。かかとが太腿の裏につく）つき出した。

（左足の膝を曲げる。かかとが先ほどより太腿の裏に近づく）楽になりだした。

　座ってください。

　膝の感じは変わりましたか。

ＹＴさん　やわらかい。何か緩んだ気がします。

藤井　緩めるには笑えばいいから、あとは笑えるようにして帰してあげればいい。笑う門には福来る。

（口角の上がりぐあいをチェックして）左の上がりが悪いね。ちょっと上げにくい。

（歯を削りながら）回転数も削る方法も全部決まっています。というのは、音も波動だから、回転数によって出る波動が違うんです。

　この波動、間違うてるわ。速すぎた。――こんなもんや。

　笑えますか。笑いたくなってきた？

ＹＴさん　緩んできた気がします。

藤井　芸能人は笑うのが商売だけど、気分が乗っているときと乗っていないときがあります。嫌なことがあったり乗っていないときでも、「笑え」と言われたらテレビで笑わなきゃいけない。そういうふうにムリやり笑うのがつらいから、笑えるようにしてくれということで来る芸能人もいます。

寝て楽にしてください。

（右足の膝を曲げて、かかとが太腿の裏につく。左足の膝も同様にして、かかとが太腿の裏につく）

だいぶ緩みましたよ。

YTさん　右膝の下のあたりがちょっと重たい気がします。

藤井　曲げたときにですか。伸ばしたときにですか。

YTさん　（施術ベッドに寝ている状態で）今もそんな感じです。

藤井　痛いですか。

YTさん　痛くはないんですけど。

藤井　左膝はやわらかいですか。

YTさん　やわらかいです。

藤井　右膝、かたいですか。

YTさん　かたいと思います。

藤井　わかりました。「わかりました。さようなら」じゃかわいそうですから、治さないといけない。

（寝た状態で、右膝と共鳴している上顎右側の歯を削る）
これで右膝は変わりましたか。

YTさん　変わりました。

藤井　僕はわからないんだけど、本人が「変わった」と言うから変わったんでしょうね。

YTさん　やわらかい感じがします。

藤井　笑ってください。（会場拍手）

セミナー会場でのデモ治療〔33〕RHさん・女性
百会のツボに第7チャクラ水を——股関節の痛みが抜けて緩んだ

藤井　そこに座って症状を言ってください。ここがしんどくてしようがないとか、不満をぶちまけてください。

RHさん　左の股関節を損傷していて、今、右のほうの股関節が痛いのと、腰、膝も痛いです。

藤井　多分どこかが原因で、あとはかばって痛い。一番最初は？

RHさん　最初、損傷したのは左です。今は、日によって違うんですけど、歩いていると加重できなくなります。

藤井　歩いてみてください。――しんどいですか。

RHさん　（歩きながら）今は（歩くのは）大丈夫です。座っていたから、（そのせいで）しんどい感じがします。

藤井　施術ベッドに仰向けに寝て楽にしてください。
　腰もちょっと痛いんですね。

RHさん　痛いです。

藤井　（RHさんの右足を伸ばしたまま持ち上げる。左足を伸ばしたまま持ち上げる）
　やわらかいから、この状態はそんなに悪くないです。
（左足の膝を曲げ、横に倒して開く。開いた足はベッドにつかない）これは痛いですか。

RHさん　ここ（左の股関節のあたり）が痛い。

藤井　（開いた足を下に押しながら）痛そうやね。
（先程と同様に右足の膝を曲げ、横に倒して開く。開いた足はベッドにつかない）痛いですか。

RHさん　右側の股関節のあたりが引っ張られるのと、かたさは、どっちかというとお尻のほうに張りがあります。

藤井　どっちが先かな。――左が先ですね。これを先に治さないといけない。

（左足の膝を曲げ、横に倒して開く）そのままにしておいてね。――これは天のほうが悪い。足は地のほうかなと一瞬思っちゃうんだけど、どうも上からのほうがバランスを崩しているみたいです。

椅子に座ってください。

（右腕を後ろに引く）やっぱりかたいね。

（左腕を後ろに引く）足はわりとスッと上がったけど、上半身は動かないですね。

ＲＨさん　（左胸の上のほうに手をやって）こっちは肉離れをしています。

藤井　（右腕を横から持ち上げて頭のほうに倒す）これがちゃんといくようにしてあげないと。

（左腕を横から持ち上げて頭のほうに倒す）ちょっといかないですね。

（右腕を前から持ち上げる）

（左腕を前から持ち上げる）あ、いかないですね。

第7チャクラ水を塗ります。

（頭頂に第7チャクラ水を滴下し、中指ですり込む）ここは百会《ひゃくえ》と言われるところです。

（中指を第3の目に置いて回す）僕の指を、目をつぶって見てください。
（中指をラムダ縫合に置いて回す）後頭部の、骨が「人」字形に縫合しているところがラムダ縫合です。
目、よく見えてきましたか。

RHさん　奥が見えている感じです。

藤井　ちょっと待ちますね。だんだん変わってきますから。

RHさん　頭がモオーッとしてきました。

藤井　霊が出てきたんちゃうか（笑）。時々来るんです、そんな人が。治療していたらクラーッときて、「ああ、祟られた。憑依を受けた」とか言うんです。
だいぶ見えてきましたか。

RHさん　奥から開いている。

藤井　全てが全て一瞬にして治るわけじゃないんだけど、僕の場合、量子力学、波動でやるから、わりと即効です。波動が電磁波だとすると、電磁波のスピードは光と一緒なんです。ちょっと難しいけれども、量子もつれ（quantum entanglement・クオンタム エンタングルメント）という現象があって、それのスピードは光よりはるかに速い。1億光年の距離を行くのに0・1秒もかからない。

僕の手元で義歯を調整したときに、離れたところにいる患者さんが治るのは、電磁波で治っているのか、それとも量子もつれで起こっているのか、わかりません。皆さんも知っているかもしれませんが、保江邦夫という、ある意味変わった物理学者の先生がうちに来たことがあるんです。僕が「これ、量子エンタングルメントじゃないですかね」と聞いたら、「そんなこと考えなくていい」と言われました。治しとけということですわ。

（RHさんの右腕を後ろに引く）やわらかくなりました。

（左腕を後ろに引く）ちょっとかたいね。こっちはケガしたほうか。

（右腕を横から持ち上げて頭のほうに倒す）

（右腕を前から持ち上げる）

右はほぼ完ぺきですね。左はケガをしているから……。

（左腕を横から持ち上げて頭のほうに倒す）でも、動きだした。

（左腕を前から持ち上げる）前は全然上がらなかったけど、大分動きだしましたね。

これは時間を待ったほうがいいのか、それとも歯で勝負するか。――せっかく歯科医だから歯で勝負してみましょう。

（上の前歯を削る）変わりましたか。

RHさん　（こめかみのあたりに手を当てて）ここの高さが変わりました。

藤井　（左腕を後ろに引く。円滑に動く）

（左腕を横から持ち上げて頭のほうに倒す。円滑に動く）

（左腕を前から持ち上げる。円滑に動く）

ＲＨさん　おお。

藤井　完全に緩んだね。脱臼の後遺症が消えましたね。多分肩の不調が下半身の症状の原因だと思う。

ＲＨさん　腰のほうが先に悪くなっている。

藤井　そう思うんだろうけど、肩に原因があったから腰が凝ったりする。世の中、いろいろ起こるんだ。

寝てください。

（左足の膝を曲げ、横に倒して開く）どうですか。

ＲＨさん　だいぶいいけど、股関節の損傷したところがちょっとひっかかっています。

藤井　でも、だいぶ倒れるようになったね。（右足の膝を曲げ、横に倒して開く）

ＲＨさん　お尻の張りがだいぶ抜けました。

藤井　まだ残っていますか。

ＲＨさん　ちょっと残っています。

藤井　（左右の股関節のあたりに手を置いてオーリングテストを行う）変わっていますね。動いていますね。（左足の膝を曲げ、横に倒して開く）また変わってきたでしょう。

RHさん　痛いところが動いています。

藤井　動くのはいいことです。やりすぎも嫌なんで、明日治るものを今絶対治す必要はない。

RHさん　右側が抜けてきました。

藤井　明日になったらもっとよくなると思う。

座ってください。笑えるようにしないとあかん。どうしても笑えない人は関西に来てください。関西は何をやるにしてもおもろないとあかん。おもろい話を聞いて、阪神タイガースを応援していたらいい。

（下の歯を削る）笑えるようになってきましたか。

RHさん　すごい！　口の奥がグワッと動くようになりました。（会場拍手）

（RHさん、自分から施術ベッドに上がり左足の膝を曲げ、横に倒して開く）だいぶ倒れるようになりました。また動いて、途中が短くなってきました。

（RHさん、右足の膝を曲げ、横に倒して開く）張りはあるけど、緩んでいる。

藤井　明日になったらもっとよくなると思います。あとはニコッと笑っといてください。笑門来福ですから、福を呼んでください。福が来たら、宝くじを買って帰ってください。いいよ。終わり。

RHさん　ありがとうございます。（拍手）

セミナー会場でのデモ治療〔34〕YTさん・女性
メガネを入れ歯として調整――よく見える、笑いやすくなった

藤井　皆さんのほうを向いて症状を言ってちょうだい。

YTさん　痛いところはないんですけれども、凝り感覚が常にあって、毎朝起きると顔のどこかが凝っているという状態が2年ぐらい続いています。

藤井　笑えないの？

YTさん　歯並びが悪いから、昔からあんまりきちんと笑えなくて。

藤井　歯がない人とか、歯並びが悪い人は、笑うときに口を覆って下を向いちゃうんで笑えない。上を向いて「ワハハハ」と笑えないから姿勢も悪くなっちゃう。

YTさん　あと、結構緊張しやすいので、いろいろな電気を拾っちゃったりとか。

藤井　緩まないのね。

YTさん　そうです。

藤井　この人はメガネをかけているから、一つはメガネを直さないとあかんねん。「メガネも直さないやつは歯医者やめろ」とか、私、講演ではむちゃくちゃ言っています。メガネが狂うと頭蓋骨が変形して、かたくなっちゃいます。（YTさんの右腕を後ろに引く・左腕を後ろに引く）やっぱりかたいですね。じゃ、メガネを取ってください。どこが凝るんですか。背中ですか。

YTさん　いや、凝るのは、首とか、前頭葉のあたりとか、あと顎の周辺です。

藤井　（メガネを調整）メガネを入れ歯だと思えばいいんです。（調整したメガネを離れたところに置き、YTさんの右腕を後ろに引く）楽になったやろ。（会場から「すごーい」の声が上がる）

YTさん　ああ！

藤井　（左腕を後ろに引く）緩んできた。（右腕を横から持ち上げて頭のほうに倒し円滑に動く・左腕も同様にして円滑に動く）

（右腕を前から持ち上げて円滑に動く・左腕も同様にして円滑に動く）

緩んだやろ。

YTさん　はい。

藤井　メガネ、かけてごらん。よく見えるから。

YTさん　すでにこの辺（目の周囲）がモサモサモサッて。（メガネをかける）

あ、ほんとだ。すごい。

藤井　あと、笑えるようにしてあげないといけない。おもろないとあかんねん。

ニコッとしとって。――口をあけて。（口を診察）

だいぶ歯並びが悪い。ただ、必ずしも歯並びが悪いから嚙み合わせが悪いとも限らない。ちゃんとしたところで嚙んでいればいいわけです。女子スピードスケートの高木美帆選手は、歯並びがガタガタだけど、すごくいい記録を出しますものね。

（上の前歯を削る）笑えるようになりましたか。

YTさん　口角のあたりがやわらかくなりました。

藤井　口角が上がりやすくなったのがわかりますか。

YTさん　はい、わかります。首とか肩のあたりがすごくかたかったんだけど、すごく軽い。

藤井　緩んだでしょう。さっき言ったように、笑っているときに筋肉が凝っている人はいませんから、いつもニコニコしていてください。
YTさん　わかりました。ありがとうございました。（会場拍手）
藤井　「筋肉、凝ってしゃあない」「おまえ、笑うとれや」ということです。笑いながら凝っている人はいないからね。

セミナー会場でのデモ治療〔35〕MYさん・女性
メガネで調整、第1チャクラに稲妻水を「こんなに（腕が）上がったのは初めて」

藤井　どうぞ。
MYさん　私は、肩凝りと腰痛と、腰の奥に疲れがあります。
藤井　まず天からいきます。
（MYさんの右腕を後ろに引く）かたっ。かたいなあ。
（左腕を後ろに引く）両方ともかたいですね。
（右腕を横から持ち上げて頭のほうに倒す）これはわりといけます。

（左腕を横から持ち上げて頭のほうに倒す）これもわりといけますね。
（右腕を前から持ち上げる）これもまあまあ。
（左腕を前から持ち上げる）まあいけます。
後ろですね。（右腕を後ろに引く）右肩のあたりが特にかたいですね。
寝てください。
（右足を伸ばしたまま持ち上げる・左足も同様に持ち上げる）
何とも言えないかたさです。
（右足の膝を曲げる）これ、痛いですか。
MYさん　痛くはないです。
藤井　（MYさんの右足の膝を曲げた状態で横に倒して開く）痛いですか。
MYさん　痛くないです。
藤井　（左足の膝を曲げる）これ、痛いですか。
MYさん　痛くないです。
藤井　（左足の膝を曲げた状態で横に倒して開く）痛いですか。
MYさん　痛くないです。
藤井　（左足を伸ばしたまま持ち上げる）膝のあたりがちょっとかたい。

メガネ、貸して。

（離れたところでメガネを調整しながら）メガネで体を壊している人が非常に多い。メガネ屋さんに行っても、かけ心地がかたいとか、それしか見てくれない。体にいいかどうか教えてもらえないから、体と関連したメガネの調整をやろうと思ったら、歯医者に行って直してもらうしかないねん（笑）。

こういう技術も神様から授かったものだから、苦しんでいる人に少しでも還元しないと。まだやらなあかん仕事が残ってますわ。これを次の世代に伝えないといけない。だけど、みんな興味を持ってくれへん。世の中、西洋医学が正しいと思い込んでいる人たちばかりだからね。

西洋医学は戦争とともに発展してきた戦傷医学です。

例えばバンと撃たれて血が出とるときに「東洋医学や」言うとる暇はない。それは外科で弾抜いて、縫って、感染予防するのに決まっとる。得意・不得意があって、不得意なところは得意なところに任せればいいんです。不得意なところまで全部とろうとするから、話がややこしくなる。

ＭＹさん、何か感じますか。――わからへんか。

（ＭＹさんの右足を伸ばしたまま持ち上げておろす・左足も同様にする）

ほら、やわらかくなるやろ。

座りましょう。離れたところで調整して、なぜこういうふうになるか。これが120年より前の思考能力のまま止まっている大学の偉い西洋医学の先生にはわからない。量子力学は、ハイゼンベルクの不確定性原理とか、あくまで確率論です。1＋1＝2の決定論の世界にいる人にはわからないんです。皆さんのほうが賢いので、今度どこかの医学部の大学教授に「おまえ、アホやろ」って言うたってみい（笑）。

（MYさんの右腕を後ろに引くと円滑に動く・左腕も同様にして円滑に動く）

（右腕を横から持ち上げて頭のほうに倒して円滑に動く・左腕も同様にして円滑に動く）

（右腕を前から持ち上げて円滑に動く・左腕も同様にして円滑に動く）

メガネを調整しただけで緩んで上がりだすんです。――じゃ、メガネをかけてください。よく見えるよ。――どうですか。

MYさん　すっきりと見えます。

藤井　じゃ、歯医者の仕事をします。私はメガネ屋じゃないんで。

今ヒカルランドさんで私の本もつくっていますけれども、この会に来たのが初めてじゃない人は何人ぐらいいますか。――2人。

ほとんどが初めての人ですが、前よりも今回のほうが、やっていることが少ないと思う

（オーリングテストなどのチェックもかなり少なくなっている）。かたいところを緩めることばかり考えているけれども、早い話、笑わせれば全てが緩むんです。だから、「笑え」と言うけど、歯が悪いと笑えない。わかっていてもできないんです。昨日診た人は、「ヨガの先生に『口角を上げろ』と言われたんですけど、しんどくて上げられない」と言っていました。

MYさんを診てみましょう。ニコッとしてください。

いい笑顔ですね。でも、完璧じゃないね。口をあけてください。（下の歯を削る）

100メートル走とか短距離走で金メダルをとったカール・ルイス選手は、いつも笑ってゴールしていましたからね。余分なところに力を入れないためには笑うのが一番いいらしい。そうするとかえって足がよく伸びる。

笑えるようになってきた？　うれしくなってきた？

MYさん　何か緩んだ感じがします。

藤井　口角を上げやすくしました。笑っていれば幸せが来ます。笑うとNK細胞が出てきて、ガンを攻撃するとか言うけど、笑えなかったらしようがない。吉本に行って、みんなに「笑え」と言ってムリやり笑わせてもダメ。ほんとにワハハと笑えなあかん。

もう一回施術ベッドに寝てください。

（右足を伸ばしたまま持ち上げる）おお、いいじゃないの。

（左足を伸ばしたまま持ち上げる）おお。

座ってください。――ちょっと待ってね。地がちょっと緩いかもしれない。地がついているかどうか調べますので、立っていてください。（MYさんの立ち姿を見ながらオーリングテストを行う）

若干地が弱いんで。

肩幅に足を開いて、力を入れて立ってください。

（右側からMYさんの骨盤を押す。少し動く）ちょっと弱い。

（左側から骨盤を押す。少し動く）やっぱり弱いね。

ちょっとバランスが悪いから、これだけ治しておきます。

稲妻水が手に入ってから、やることが少なくなって、ほんと助かりました。これが開発されるまでは大変だったんです。（稲妻水を第１チャクラ＝下腹部あたりにかける）

肩幅に足を開いて力を入れて立ってください。左が弱かったね。

（左側から骨盤を押す。動かない）ほら、締まった。

（右側から骨盤を押す。動かない）締まったね。

座ってください。これで大体でき上がったと思います。

（右腕を後ろに引く。円滑に動く）
MYさん　おお！　すごい。
藤井　（左腕を後ろに引く。円滑に動く）
（右腕を横から持ち上げて頭のほうに倒して円滑に動く・左腕も同様にして円滑に動く）
（右腕を前から持ち上げて円滑に動く・左腕も同様にして円滑に動く）
いいですね。楽になりましたか。
MYさん　こんなに上がったのは初めてです。
藤井　お疲れさま。（会場拍手）

セミナー会場でのデモ治療〔36〕編集者エンドウ
矯正で窮屈になっていた口内に驚くほど広がりを感じる

藤井　次は僕の本の編集者さんですね。どこか悪いところがありますか。
エンドウ　ダイレクトに歯がおかしいです。根尖病巣《こんせんびょうそう》（歯の根元に炎症が起き、膿がたまる症状）になっていて、明日、本格的にCTを撮ります。膿がちょっとあって、鼻の炎症が1週間ぐらい続いています。

藤井　（鼻、口のあたりを指して）ここのやつは必ず関節に来ますから、ちゃんと治療しておかないと。ただ、そういう治療はここでは難しいです。

エンドウ　もちろん。対処法というか、何かあれば教えていただきたいです。

藤井　ここでは外科的処置はできないんですが、治療が楽にできるようにはできます。

（椅子に座ったエンドウの右腕を後ろに引く・左腕を後ろに引く）

かたいね。カチカチやな。（エンドウがつけている石のネックレスを手にとって）せっかくつけとるのに効いてないのと違うか。これ、外していい？（ネックレスを外す）効いていないどころか、悪いことをしていることがある。「取ったほうが楽や」とか言う人が時々います。自分が「いい」と思い込んでいる。

エンドウ　何か楽になった気がする（笑）。

藤井　（右腕を後ろに引く）ほらほら、楽になるやろ。

エンドウ　もう人にあげようかな。

藤井　もらった人はかわいそうやで。捨てたほうがいい。

石屋さんがいっぱいあるでしょう。500円、1000円の小っちゃいクズ石でもごっつい、いい石がある。この間そういう石を見つけて、「これ、ええぞ」と言ってみんなに配ってあげました。でも、石系のものは、悪いエネルギーを吸い込むみたいで、初めのうちはいいんだけど、吸い込んだら腹いっぱいになっちゃって、邪気の塊になってくる。だから、最低でも3カ月に1回は絶対チェックする。

あかんなと思ったときは、お日様に当てろとか、水で洗えとか、塩水で洗えとか、いろいろ言う人がいるけど、思い切って捨てたほうがいい。置いておいたら、さっき入れ歯の遠隔治療の動画で見せたように、そこから乱れた波動が飛んでくるからね。全ての物質は量子でできています。量子は人間の意識を感じます。髪の毛だって全部感じている。石も、せっかく今までお世話になったから、ポイと捨てたらあかんねん。「ありがとうございました」と感謝しないといけない。

ごみ捨ては皆さんに特に注意してほしいです。毎週木曜日の朝、旦那がごみを集積場に持っていってバーンと捨てる。これは絶対あかんで。ごみもちゃんと役に立ってくれて、その役割が終わったわけだから、「役に立ってくれてどうもありがとうございました」と感謝して捨ててください。

膿だって、ブチュッと出てきたときに「汚い！」なんて言っちゃあかんで。膿はもともと体が細菌と戦った証拠です。体の中の戦死者ですから、「ありがとうございました」と言って取らないとあかんねん。

(右腕を後ろに引く・左腕を後ろに引く)

だいぶ緩んできましたね。

(右腕を横から持ち上げて頭のほうに倒す・左腕も同様に倒す)

(右腕を前から持ち上げる・左腕も同様に持ち上げる)

地を見てみます。肩幅ぐらいに足を開いて力を入れて立ってください。

(右側からエンドウの骨盤を押すも動かない・左側も同様に動かない)

地は大丈夫ですね。じゃ、上を見てみましょう。第7チャクラ水でいけると思います。神様なのか、ハイヤーセルフの自分自身なのか、わからないんですが、とにかくいただいたものをありがたく使わせていただきます。(第7チャクラ水を頭頂に滴下し、中指です り込む。次に、中指を第3の目に置いて回す)

目をつぶって、第3の目に置いた僕の中指を見てください。(中指をラムダ縫合に置いて回す)

目をあけていいよ。さあ、見えてきましたか。何か来た?

エンドウ　来ました。目の前は見えているんですけど、向こうのほうは……ビジョンで見えるわけじゃないのに何かがスーッと通った感じです。

藤井　これは視力系とはあまり関係ないんです。でも、「よく見える」とか、「明るくなった」とか、よく言う方がいますね。

　調べてみましょうね。

（右腕を後ろに引く・左腕を後ろに引く）

　だいぶ楽になったけど、これは難しい。ちょっと心の病が絡んでいます。でも、それも最近、わりと消せるようになってきたんです。心臓は「心」の「臓器」と書きます。心の病は、心臓、第4チャクラに稲妻水をかけてやる。そうすると、別に悪いものがなくなったり、気になることがなくなることはないんだけど、気になっていたことがあんまり気にならなくなるという作用があります。

　問題がある人は、第1チャクラだけじゃなくて、第4チャクラにも稲妻水をシュッシュッと吹きかけたほうがいい。余計にかけても悪いことはないんで、吹きかけてください。わからなかったら、1日、朝と寝るときの2回やればいいです。（エンドウに行う）

（右腕を後ろに引く）緩んできた。

（左腕を後ろに引く）こっちはちょっとかたい。これは歯で治します。あとは笑わせればいい。

　ニコッと笑って。――あかんな。あなた、笑っていないな。笑うの嫌い？

エンドウ　いやいやそんなことはないです。

藤井　嫌な波動が出ている。口をあけてください。――矯正したんですか。

エンドウ　はい。もともと下の歯が１本足りなくて、噛み合わせが……。前歯２本が差し歯です。

藤井　呼吸ができていない。歯を矯正すると、きれいに並ぶかもしれないけれども、アーチが狭くなっていることがあるんです。そうすると、舌が行くべきところに行かなくて奥に入って、呼吸が浅くなっちゃったり、気道が狭くなったり、いびきをかいたりする人が多い。その場合はそっちを先に治したほうがいい。

施術ベッドに寝てください。舌を前に出すということだけれども、患者さんとしては口の中が広くなったような気がするという表現になります。

これはほかの人みたいにパッとすぐにはいかない。ちょっと時間がかかります。（歯を削りながら）ちょっと削る量がふえます。ごめんなさいね。これは物理的な問題で、波動じゃないんです。

ベッドからおりてください。口の中は広くなりましたか。

エンドウ　なりました。すごい。舌が自由。

藤井　舌が何ミリか前に出ているから、気道が開いている。だから、息がしやすくなる。

エンドウ　舌が楽です。

藤井　こうしないといけない。これも簡単にできる。このぐらいのことはそこらの一般の先生もマスターしてほしいんやけどな。

（着席したエンドウの左腕を後ろに引く）ああ、全然違う。

大分よくなりましたか。楽でしょう。

エンドウ　楽です。

藤井　気道が狭いと、喉が炎症を起こす。そうすると、これから花粉症の季節ですけれども、いろいろなアレルギーを起こす。でも、ごちゃごちゃやらないで、舌をちょっと前に出して呼吸を楽にしてやるだけで喉の炎症が消えるんです。さっき言った病巣感染が消えて腎臓病がよくなった人もいます。このまま行ったら透析だという透析寸前の人が、「腎臓はよくなることはないですから経過を見ましょう」と言われていたけど、ピッとやってやったら、どんどんよくなっていきました。

じゃ、笑えるようにします。（歯を削る）

さあ、笑えるか。笑いたくなってきた？

エンドウ　はい（笑）。

藤井　これで全身が緩んできますから。

エンドウ　（胸のあたりに手を置いて）このへんがだいぶ違います。

藤井　これは複合的で、西洋医学的に言ったら気道の閉塞があり、スピリチュアル的には心の病が出ていました。治療としては、口の中を広くして、気道を広げてあげて、笑えるように緩める、そういうごく簡単なものです。

はい、いいよ。

エンドウ　ありがとうございました。（会場拍手）

藤井　今日のセミナーで、スピリチュアルはウソではないということがだいぶわかってもらえたと思います。ほんとにあるんです。ただ、裏がある。引き寄せの法則がうまくいかない人は、せっかくいい波動を出そうとしても、ブロックされて乱れた波動になる。乱れた波動が飛んでいったら、逆に変なやつが来る場合もあります。きれいな波動が正しく飛んでいくような形にするということです。

（エンドウが外したネックレスを持って）ちょっと持って帰ってよ、この嫌なやつ。こんなの要らん（笑）。

それじゃ、ちょっと長くなりましたけれども、これで終わります。

あとがき

本文でもお話ししていますが、僕が「脳歯科」として取り組んでいるのは、量子力学の波動医学です。

量子は、粒子としての性質と波としての性質の2つを持っていて、波としての性質による波動、しかもそれが電磁波だとすると光ぐらいのものすごいスピードで来るので、あまりにも早くパッと治ってしまったりします。


この本には、たくさんデモ治療のレポートを載せました。

セミナー会場でたくさんの方が現場を目撃していますが、治療には薬を一切使っていません。リハビリもありません。その場で改善します。

痛みもないし、副作用もないし、即効だし、コストがかからないし、いいことばかりです。

皆さんの近くにいる歯医者の先生が治療できたら安心して行けますから、この治療が広がればいいのですが、歯科医の先生の中には、デモ治療をやって見せても、「私、こんな歯医者になりたくない。こんなことよりもインプラントを入れてカネを儲けるほうがいい」という人が、まだまだ多い。行政が「脳歯科の治療をやれ」と言えばいいのですが、いかんせん議員も官僚も保守的な人が多い。

波動の治療はすごい、ということはわかってもらったと思いますが、現状では、義歯の調整は距離があまり離れてしまうと効果が落ちてしまいます。

でも、やがてはテレビとかにつないで、日本で画面を見ながらバーッと波動を飛ばして、画面の向こうの海外の人が「治った！　楽になった！」と喜ぶ様子が見られる、そういう時代が来るかもしれません。

そういう世界では、名人みたいな先生が1人いたら、その先生が近くにいなくても、遠隔でその先生の治療を受けられるわけです。

前に、「喘息だ」という人が僕に箱を送ってきたことがありました。開けてみると、そこには手紙とその人の写真、そして入れ歯が（笑）。ガーッと削って宅配便で送り返したら、後で「喘息が治りました」と連絡がありました。本人がいなくても、写真が1枚あればそういうことも可能なんです。

歯科技工士に患者さんの全身写真を送って、その患者さんが腰が痛いのだったら、写真の腰のところでオーリングが開きますので、腰のところに入れ歯を重ねたときにオーリングが閉まる入れ歯をつくって返せば、患者さんは「腰が楽だ」となります。

いっとき、そういう学問で歯科技工士を育てようということがありました。MRIとか医療機器は1台何億円もするけれども、オーリングという筋反射だけ使えばできる治療は、コストがかからないこともいいところです。

皆さん、ほんとは受けなくてもいい医療を受けまくっているんです。波動による治療が広がったら、患者さんは喜ぶ人が多いでしょうが、製薬会社などは困るでしょうね。

僕の治療は、現象としては見ればわかるんだけれども、言ってもわからない。

それでも今まで英語で論文を30ぐらい書きました。そしたら、この間、スイスにあるFDI（国際歯科連盟）という組織から、国際スピーカーとして招聘したいという話が来ました。

FDIは傘下に歯科医が106万人いると言われるすごい組織で、WHO直結です。そこが年に1回だけやる世界大会が今年の9月にイスタンブールで開催されるそうで、旅費、宿泊費、それと日当も出すということで呼ばれたんですが、認められた僕の演題が25年ぐらい前のものなんです。25年ぐらい前のやつがようやく世界に広がってきたという感じです。(後に、なぜか演題が却下されるという信じられないことが起こりました)

病気が治るというのは、西洋医学的な、目に見える世界、作用機序がわかる世界と、今の西洋医学ではわからない世界と、2つが並行しています。後者の世界で治った場合、それを西洋医学の学会で発表しようと思ったら、ほんとはスピリチュアルと言いたいところもそうは言えないし、「神様」とも言えない。こういうことだとムリやりこじつけて、思ってもいないことを言わないといけないんですが、それでもいいんです。はっきり言って治ればいい。そんな感じです。

こういう波動医学は、触れていないから、痛みがないし、副作用も少ないし、即効です。これからは、話のわかる世界の人たちにアピールしていきます。

藤井佳朗　ふじい よしろう

歯科医師・歯学博士・新神戸歯科　名誉院長

歯科治療後の患者が、歯をはじめ全身のさまざまな変化を起こす現象に立ち会い、その経験から「脳歯科」を提唱。現在「脳歯科」の概念を、国内はもとより国際学会や国際学術論文の発表などにより世界に発信し、後進の指導に力を入れている。

1985年　愛知学院大学歯学部卒業（初代学長・小出有三賞受賞）

1989年　同大学大学院修了・歯学博士

2000年　新神戸歯科開業

2009年　国際鍼灸電気治療大学フェロー認定

2016年　Pierre Fauchard Academy メンバーとなる

2018年　International College of Acupuncture and Electrotherapeutics : Associate professor

2020年　国際歯科学士会（IDC）の会員となる

2021年　東久邇宮国際文化褒賞受賞

神戸六甲ロータリークラブ会員（会長経験２回）

脳歯科ホームページ　https://braindentistry.com/

＊「脳歯科」は、医療法人社団新神戸歯科の登録商標です。

【講演履歴】

2017年

５月　歯科と統合医療の国際学会
(International Conference on “Dentistry and Integrated Medicine, Dental meeting 2018）大会長

６月　英国オクスフォード大学で開催された、International health conference Oxford 2018にて講演発表

2018年

10月　International conference on alternative and internal medicine,
October 24-25, 2018, Osaka, Japan, Chairman.
Effect of dental treatment on the brain（Keynote Forum）
Dental treatment for bedridden old patients（Special session）
Dental treatments to cure systemic symptoms（Workshop）

2019年

3月　全身健康的牙科治療 in 台湾／高尾医科大学講演

4月　第28回　日本 Bi-Digital O-Ring Test 医学会学術集会大会長講演

9月　Global Experts meet on Holistic, Alternative, Traditional of Dentistry and Medicine／大会長 in 大阪

12月　2019年冬季学術大会 in 台湾特別講演

※本文中にある「稲妻水」「第7チャクラ水」は、現在一般販売はしておりません。購入ご希望の方は、講演会などにご参加いただいた上で、おたずねくださいますよう、お願いいたします。

波動を使った歯科治療で万病・難病に瞬間アプローチ！

量子歯科医学とウラシマ効果

デモ治療の現場を生々しくレポート

第一刷 2024年7月31日

著者 藤井佳朗（脳歯科医）

発行人 石井健資

発行所 株式会社ヒカルランド
〒162-0821 東京都新宿区津久戸町3-11 TH1ビル6F
電話 03-6265-0852 ファックス 03-6265-0853
http://www.hikaruland.co.jp info@hikaruland.co.jp

振替 00180-8-496587

本文・カバー・製本 中央精版印刷株式会社

DTP 株式会社キャップス

編集担当 遠藤美保

ISBN978-4-86742-370-7

書籍「量子歯科医学とウラシマ効果」
出版記念パーティー開催！

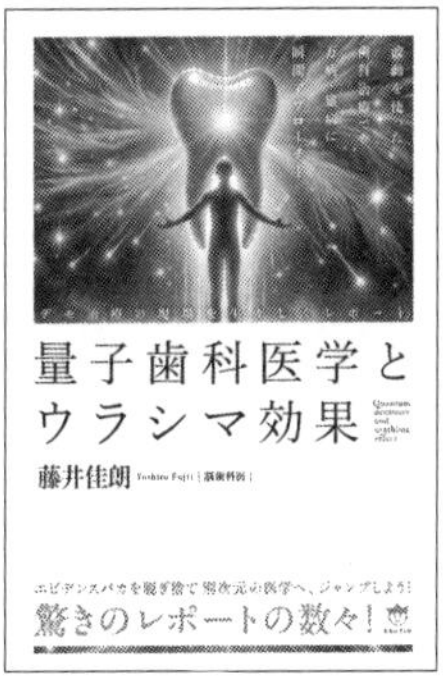

日時：2024年７月14日（日）
　　　12：00～15：00（開場11：30）
会場：第一ホテル東京・ラウンジ21
　　　（JR・東京メトロ銀座線「新橋駅」徒歩２分）
会費：20,000円
　　　（藤井佳朗先生のサイン入り書籍１冊付き）

■プログラム■

12：00　藤井佳朗先生出版記念講演
12：30　杉本一朗先生 ご挨拶／コバシャール氏 ご挨拶
13：00　ヒカルランド石井社長 乾杯ご挨拶
　　　　立食にてお食事のご用意をしております。ゆっくりご歓談ください。
15：00　閉会のご挨拶

お申し込みはこちら（事前決済をお願いします）
https://forms.gle/1dCkNwCXn5H2UuN39 ➡

＊会場の都合上、７月７日以降のキャンセルにつきましては、キャンセル料として会費の100％をいただきます。
＊このパーティーに関するお問い合わせは下記アドレスまでメールにてお願いします。
oral.health.sg@gmail.com

出版記念パーティー発起人：医療法人社団 新神戸歯科　NPO 法人オーラルヘルス研究会
＊主催はヒカルランド・ヒカルランドパークではありません。

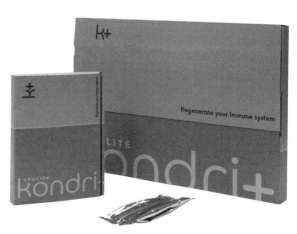

本といっしょに楽しむ イッテル♥ Goods&Life ヒカルランド

健康維持に重要なのは代謝活性とデトックス

化学物質を体外へ排出し、基礎代謝を活性化させ、さらに免疫力を強化して不調を遠ざけ、健やかな身体を目指しましょう。様々な素材の調合、濃度の調整を繰り返し、ついに完成したMD αの登場です。

人は食べた物で出来ている

人間の身体は昨日に食べた物で出来ています。まずは、生活習慣、食生活を改善し、それに加えてこのMDαを取り入れて頂きたいと思います。

私たちの身体は毎日多くの細胞が作られ、細胞を作るためには、食べたモノしかありません。質の良いモノを食べれば質の良い細胞が、化学合成された質の悪い食事ばかりとれば質の悪い細胞が出来、それが不調を誘発する要因となり得ます。また、精神機能を担っている脳も、摂取された栄養に大きく影響を受けています。

ぜひ、MDαを貴方の健康維持にお役立て下さい。


【目安量】1回10～20ml　起床時と就寝時にご利用ください。

空腹時の飲用がオススメです。

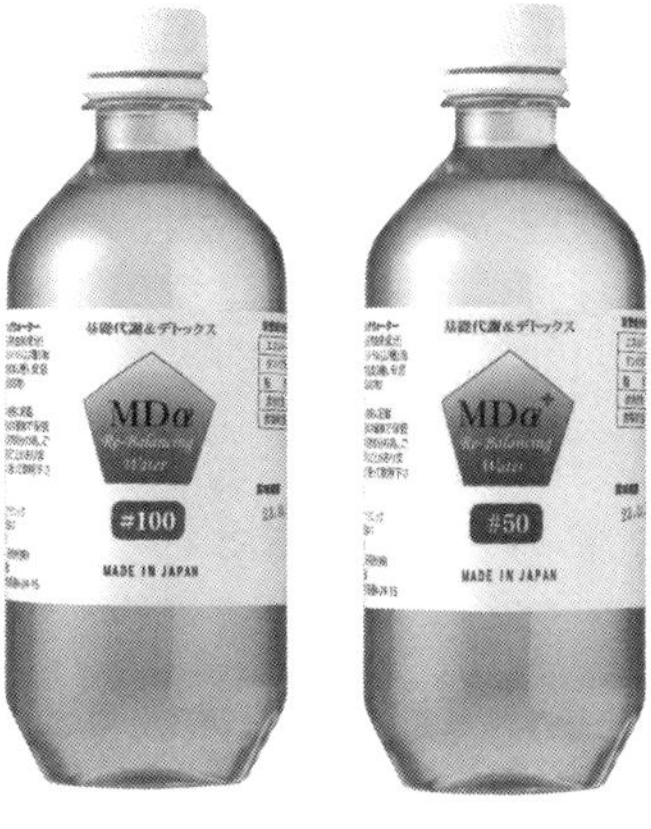

MDα

＃100	16,200円（税込）
＃50	27,000円（税込）

原材料名：六員環構造水、フルボ酸、ミネラル22種、海草抽出成分、珪素（鉱物＋植物由来）、安息香酸（食品添加物）
内容量：500ml
開封後冷蔵庫保存をし、1ヶ月を目安にお飲みください。

ご注文はヒカルランドパークまで TEL03-5225-2671　https://www.hikaruland.co.jp/

＊ご案内の価格、その他情報は発行日時点のものとなります。

国内外で高い評価を得ている「Taguchi スピーカー」で有名な「田口音響研究所」が製作した唯一無二のスピーカー。〝音のソムリエ〟こと藤田武志氏の「球面波スピーカー」を採用し、球体の中で音が重畳し合って力強い波動が 360 度に広がるという、ユニークなデザインからは想像もできない衝撃のサウンドが体験できます。

自然界の音波というのは、音を出した時に一点から空気が圧縮されて球体状（360 度）に広がります。水面に広がる波紋の立体版と例えるとわかりやすいでしょう。実は、従来の音響機器のほとんどはスピーカー部がへこんでいるため、音がぶつかり合って響きに濁りが生じているのです。へこんだ面から音を出しても自然界の音波にはなりません。普通のスピーカーで好きな音楽を聴いていても飽きたり、疲れたりしてしまうのはそのため。しかし､本製品はスピーカー部が球体状になっている「球面波スピーカー」を採用し、自然界の音を忠実に再現することを可能にしました。聴いていただいてみるとわかるのですが、本スピーカーから出される「純正音」は、長時間聴いていても疲れないどころか、脳内のα波が増え、リラックスできるんです。

さらに、「量子ヒーリンコイル」を内蔵し、ホワイト量子エネルギー（WQE）のパワーも加わっているため、音の質がクリアになるだけでなく、耳に聴こえない倍音でさえも体感できます。

もちろん Bluetooth 対応だから、スマホのお気に入りの音源を再生したり、オーディオケーブルを購入すれば CD プレーヤーやコンポと接続して聴くこともできるので CD 派の人も安心。ぜひ新次元のサウンドを体験してください。

既存のスピーカー

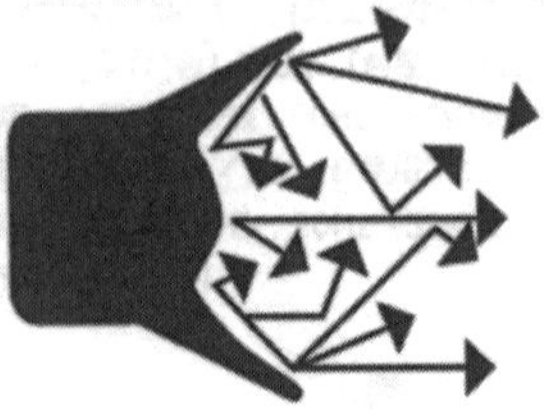

音がぶつかり波形が崩れ、
響きに濁りが出る。

球面波スピーカー

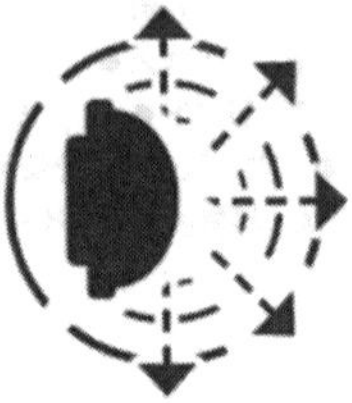

音が球体状、立体的に
広がり、響きが増幅。

＊ご案内の価格、その他情報は発行日時点のものとなります。

本といっしょに楽しむ イッテル♥ Goods&Life ヒカルランド

量子 Q サウンド再現率が抜群のスピーカー

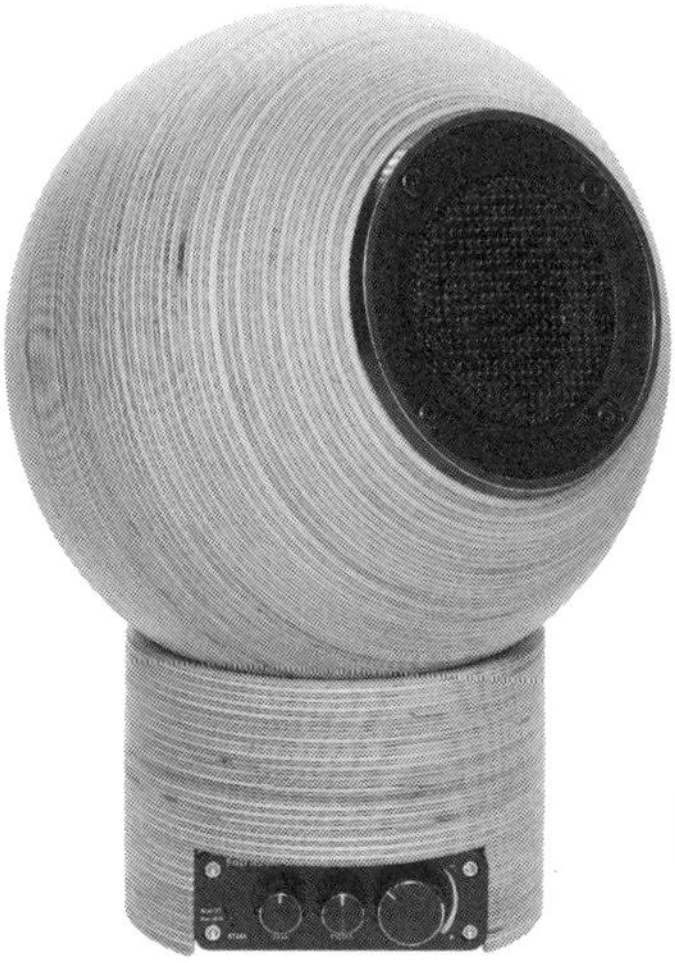

光楽園
（レイビレッジ）
宿泊施設にも設置

WQE
加工商品

Hi-Ringo Special
【球面波・Q・球】スピーカー

300,000円（税込）

サイズ：［本体］直径約200mm、［台座］直径約135mm×高さ87mm、［アンプ］縦120mm×横85mm×高さ30mm　重量：［本体「（台座含む）］約1,620g、［アンプ］約260g　入力：3.5mm外部入力端子×１、Bluetooth5.0、2.0ch　インピーダンス：８Ω×２　周波数特性：130〜23kHz×２　出力音圧：83dB/W×２　入力：24W×２　アンプ出力：50W×２　電源：19V ACアダプター（80×240V）　付属品：専用アンプ（Fosi Audio BT10A）、ACアダプター

※試聴も可能です。詳細はお問い合わせください。

※1つひとつ手づくりのためお渡しまで時間がかかります。予めご了承ください。

ご注文はヒカルランドパークまで TEL03-5225-2671　https://www.hikaruland.co.jp/